国家级非物质文化遗产

"平乐郭氏正骨法"

现代临床应用指南

U0278148

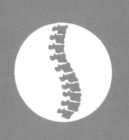

中西医结合骨伤科

疼痛管理

李郑林　尚鸿生 ◎ 主编

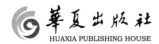

华夏出版社
HUAXIA PUBLISHING HOUSE

编委会

主　编　李郑林　尚鸿生

副主编　陈志新　韩芳苗　郑晓静　史临平

主　审　李保林　翟明玉

编　委　（以姓氏笔画为序）

马梦晖　户红卿　王荣胜　卢启贵

卢普敏　羊政忠　孙　勇　庄静云

张军波　赵海博　高彦平　徐广健

邱红艳　钟巧红　黄厚媚　敬勇君

蒋拥军

广东省深圳市郭春园中医发展基金会

赞助出版

苍生大医郭春园

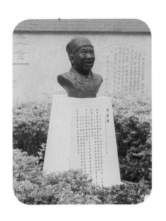

　　深圳平乐骨伤科医院创始人、平乐郭氏正骨第五代传人、全国著名中医骨伤科专家。2005 年国家卫生部授予"人民健康好卫士"称号。获中共广东省委"广东省模范共产党员"、深圳市政府"深圳经济特区 30 年杰出模范人物"、"一心为民的好医生"等荣誉称号。

深圳平乐骨伤科医院

平乐郭氏正骨起源于清朝嘉庆年间的河南省洛阳平乐村，至今已有200多年的历史，是我国中医正骨四大流派之一。2008年被纳入国家级非物质文化遗产第一批保护名录。

深圳平乐骨伤科医院创建于1986年，目前已发展成为一所集医疗、教学、科研、康复和保健于一体，中医骨伤特色突出的三级甲等中医专科医院。是广州中医药大学非直属附属医院、南方医科大学教学医院、河南中医药大学教学医院、中国中西医结合学会全国微创骨伤科示范中心、中国中西医结合学会骨科微创全国培训基地、中华医学会疼痛学分会临床培训定点医院、中国中西医结合学会颈肩腰腿痛培训基地、广东省中医药学会疼痛专业委员会主委单位、广东省中西医结合学会骨科微创专业委员会主委单位、深圳市中西医结合学会疼痛专业委员会主委单位。

多年来，深圳平乐骨伤科医院坚持"能吃药的不打针，能保守的不开刀，能开小口的不开大口"的中医骨伤科特色理念，经过近10年的建设与发展，拥有国家中医药管理局"十二五"重点专科1个，广东省中医重点专科5个和深圳市中医特色专科8个。

疼痛是骨伤科患者就医时的首要主诉，几乎所有骨伤科疾病的治疗，都离不开疼痛的治疗。平乐郭氏正骨作为我国中医主要骨伤流派，尤其是以全国名老中医郭春园为首创建的深圳平乐骨伤科医院，历经特区30

年的建设与发展，在骨伤疼痛的管理、评估、宣教和治疗方面，以中医为主，西医并用，形成了独具特色的中西医结合治疗骨伤疼痛模式，近几年来先后成为"中华医学会疼痛学分会临床培训定点医院"、"中华医学会软组织疼痛临床技术教育基地"、"中国中西医结合学会颈肩腰腿痛培训基地"、"中华中医药学会无痛骨伤科医院示范单位"，吸引了上百家中医或中西医结合医院来深圳平乐骨伤科医院访问和交流。2016 年 10 月由中华中医药学会疼痛学分会主办、深圳平乐骨伤科医院承办，在深圳举办了"全国百县（市）医院、中医院疼痛工程启动仪式"，深圳平乐郭氏正骨的中西医结合疼痛特色疗法正在与全国许多地方的医院交流与传播。

　　1995 年，美国疼痛学会主席 James Campbell 提出将疼痛列为第五大生命指征，疼痛与血压、体温、呼吸、脉搏一起，成为生命体征的重要指标。2004 年 10 月，国际疼痛学会（IASP），欧洲疼痛学会（EFIC）以及国际卫生组织（WHO）在日内瓦共同倡议发起"国际镇痛日"（Global Day Against Pain），确定 2004 年 10 月 11 日为第一个国际镇痛日，提出首个国际镇痛日的主题——免除疼痛是患者的基本人权（Pain Relief Should Be a Human Right）。此倡议得到世界各国疼痛界的积极响应。中华医学会疼痛学分会确定 2004 年 10 月 11~17 日为"世界镇痛日宣传周"。目前，疼痛已经成为极为严重的社会问题，受到了全球的普遍关注。

　　在中国，绝大多数骨伤科患者都因疼痛甚至是剧烈的疼痛而就医，其中有因创伤引起的骨折、脱位和筋伤而导致的疼痛，有患者手术后的疼痛，有属于骨伤慢病的颈肩腰腿痛和关节痛等。

　　缓解或消除疼痛是患者的首要诉求，也是每位开展人性化舒适医疗的医务工作者的首要任务。目前，西医方面，疼痛的治疗药物有NSAIDs 类、阿片类、复方镇痛药类，等等。在中医药方面，以整体观念、辨证论治为原则，急性外伤性疼痛多选择活血祛瘀、消肿止痛药——"急则治其标"；骨伤慢病性疼痛，如颈肩腰腿痛和关节痛，多从肝、脾、肾，气血、津液，风寒、风湿论治，内外兼顾，针药结合，重视手法的治疗——"缓则治其本"。

深圳平乐骨伤科医院在骨伤疼痛的管理和治疗上，独树一帜，采用中西医结合，内外兼治之法，从门诊正骨、围手术期到术后康复期等实行无痛化管理，多模式、个体化超前镇痛治疗；医生、护士和患者共同参与无痛管理与宣教；建立了无痛病房、无痛门诊；对不同的骨伤病种制订了不同的中西医结合镇痛方案，尤其在慢性颈肩腰腿痛方面独具特色。无痛化诊疗并非真正的"无痛"，而是将"无痛"作为治疗骨伤疼痛的首要措施，使得整个治疗过程都在微痛或者无痛状态下进行，解除患者的痛苦、忧虑或焦躁。

全院将"无痛化"治疗理念深入到每位医护人员，将国家级非物质文化遗产"平乐郭氏正骨法"、平乐中药验方制剂与现代治疗技术及设备相结合，系统化、流程化、规范化治疗骨伤科疼痛，深得患者好评，切实提高了骨伤患者的诊疗满意度。相信此书的出版不仅将使骨伤科领域的同仁获益，而且将对疼痛学科领域技术的开展提供参考。

樊碧发

中日友好医院疼痛诊疗研究中心主任

中国中西医结合学会疼痛学专业委员会主任委员

2017 年 3 月

Contents | 目录

引　言

中医药学对骨伤科疼痛的认识

祖国医学历史悠久、源远流长,《黄帝内经》是我国现存医学文献中最早的一部经典著作,不仅创立了中医学的理论体系,而且在疼痛的病因病机、辨证及诊断治疗方面有了较详细的论述。

《素问·痹论》"风寒湿三气合而为痹也,其风气胜者为行痹,寒气胜者为痛痹,湿气胜者为着痹也",指出了痹证疼痛与感受风寒湿邪之间的因果关系,首次提出了"风寒湿三气"为痹证疼痛的病因学说。

《素问·举痛论》列举了疼痛的各种临床表现,阐述了经脉疼痛、脏腑疼痛的辨证要点,其中"经脉流行不止,环周不休,寒气入经而稽迟,泣(涩)而不行,客于脉外则血少,客于脉中则气不通,故卒然而痛",阐述了"不荣则痛,不通则痛"这一虚实疼痛的病机。

《素问·长刺节论》提出了筋痹、骨痹的概念和疼痛症状的特点:"病在筋,筋挛节痛,不可以行,名曰筋痹";"病在骨,骨重不可举,骨髓酸痛,寒气至,名曰骨痹"。《素问·痹论》曰:"以冬遇此者,为骨痹。"

《灵枢·五邪篇》论述了骨痹、筋痹和肌痹等与五脏传变的病理机制,云"邪在肾,则病骨痛","骨痹不已,复感于邪,内舍于肾;筋痹不已,复感于邪,内舍于肝;脉痹不已,复感于邪,内舍于心;肌痹不已,复感于邪,内舍于脾"。汉·华佗《中藏经》云"骨痹者,乃嗜欲不节,伤于肾也",进一步阐明了骨痹与嗜欲不节、肾之阴阳受损有关,痹痛虽在筋在骨,但与肝肾关系密切。

隋·巢元方《诸病源候论·腰痛候》指出，"凡腰痛病有五：一曰少阴，少阴肾也。七月万物阳气所伤，是以腰痛；二曰风痹，风寒着腰，是以痛；三曰肾虚，役用伤肾，是以痛；四曰暨腰，坠堕伤腰，是以痛；五曰寝卧湿地，是以痛"。阐述了腰痛的主要病因，并对腰痛病机作了分析，认为除卒然伤损于腰而致的"暨腰痛"外，其余腰痛皆与"肾气虚损"有关。

唐·王焘《外台秘要·卷第十七·肾虚腰痛方七首》曰："腰痛皆犹肾气虚弱，卧冷湿地，当风所得，不时瘥，久久流入脚膝冷痹疼弱重滞，或偏枯，腰脚疼挛，脚重急痛。"

元·朱震亨《丹溪心法·腰痛》提出了湿热、痰积作为腰痛的病因，丰富了腰痛的病因学说，曰："腰痛主湿热，肾虚，痰血，挫伤，有痰积。"

清·沈金鳌《杂病源流犀烛·腰脐病源流》则明确指出："腰痛，精气学而邪客病也……肾虚其本也，风寒湿热痰饮，气滞血瘀闪挫其标也。"

清·林佩琴《类证治裁》指出："诸痹，良由阳气先虚，腠理不密，风寒湿乘虚内袭，正气为邪所阻，不能宣行，因而留滞，气血凝滞，久而成痹。"认为本病的发生与正气虚弱、外邪侵袭及气血凝滞有关。

在骨伤疼痛的辨证治疗上，文献有诸多论述和记载，历代不同医家总结并提出了各自的学术观点。

《黄帝内经》提出"肝主筋"、"肾主骨"、"气伤痛"、"形伤肿"等脏腑、气血的骨伤、筋伤辨证治疗的基础理论，指导着历代骨伤疼痛的临床治疗，根据病因及临床证候不同，辨证求因，辨证施治。针对骨病、骨痹之疼痛，《素问·至真要大论》曰："寒者热之，热者寒之……客者除之，劳者温之，结着散之。"骨痈疽多属热证，宜用清热解毒法；骨痨多属寒证，宜用温阳驱寒法；痹症因风寒湿侵袭所致，治以祛湿散寒通络为主。

《五十二病方》记载了对肢体外伤的止痛、止血等治法和方药。

唐代孙思邈所著《备急千金要方》和《千金翼方》不但总结了骨伤方面的药物，还介绍了镇痛、止血、补血、活血化瘀等疗法。

明代医家薛己所著《正体类要》云："肢体损于外，则气血伤于内，营卫有所不贯，脏腑有所之不和。"外力因素作用于人体而引起的损伤，"伤皮肉"、"伤筋"、"伤骨"，气血瘀滞，经络阻塞，气血津液亏虚，营卫不和，脏腑失调，造成不通则痛，不荣则痛。由于人体外伤后首先感受到的是疼痛，所以在治疗上疼痛是需解决的首要问题，治疗原则为急则治其标，缓则治其本或标本兼治。

清代医学家唐容川的《血证论》、钱秀昌的《伤科补要》均阐述了"损伤之症，专从血论"。损伤早期，经脉受损或骨折，气机失调，血不循经而溢于脉外，离筋经之血瘀滞肌肤腠理，"不通则痛"，在治疗上"血不活者瘀不去，瘀不去则骨不能接也"；经过初期的治疗，肿胀消退，疼痛减轻，断骨虽连而未坚，故治宜和营止痛，接骨续筋；后期损伤日久，正气耗损而虚，"损者益之"、"虚则补之"为治则，宜益气养血、补益肝肾，佐以舒筋活络。

历代中医骨伤医家在诊疗实践中不断积累、探索和总结，逐步形成了包括药物（内服、外用）、固定、手法、针灸、练功等中医药治疗骨伤科疼痛的诸多方法，在治疗时既有辨证论治的整体观念，又重视气血、经络和脏腑辨证。同时，在骨伤早期或伤后，为了尽快缓解患者伤痛，"急则治其标"，采用了诸多治疗疼痛的中医药疗法，是中医药学宝库中的珍贵典藏，需要我们在临床实践中逐步发掘、整理和提高。

第一章

骨伤科疼痛管理概要

一、疼痛的定义

世界卫生组织（WHO，1979 年）和国际疼痛研究协会（IASP，1986 年）给疼痛的定义是："疼痛是组织损伤或潜在组织损伤所引起的不愉快感觉和情感体验。"

1995 年，美国疼痛学会主席 James Campbell 提出，将疼痛列为第五大生命体征，与血压、体温、呼吸、脉搏一起，是生命体征的重要指标。2001 年亚太地区疼痛论坛提出"消除疼痛是患者的基本权利"。

二、疼痛的分类

1. 按疼痛持续时间和性质　疼痛可分为急性疼痛和慢性疼痛。急性疼痛指短期存在（少于 3 个月），通常发生于伤害性刺激之后的疼痛，如果在初始阶段未得到完全控制，可能发展为慢性疼痛。慢性疼痛常导致患者抑郁和焦虑，造成身心极大伤害，并严重影响其生活质量，可能在没有任何确切病因或组织损伤的情况下持续存在。慢性疼痛的时间界限说法不一，大多将无明显组织损伤，但持续 3 个月以上的疼痛定义为慢性疼痛。

2. 按病理学特征　疼痛可以分为伤害感受性疼痛和神经病理性疼痛（或两类的混合性疼痛）。伤害感受性疼痛是完整的伤害感受器感受到有害刺激引起的反应，疼痛的感知与组织损伤有关。正常情况下，疼痛冲动由神经末梢产生，神经纤维负责传递冲动。当神经纤维受损或神经系统因创伤或疾病发生异常改变时也会产生自发冲动，引起的痛感会投射到神经起源部位，称为神经病理性疼痛。

3. 按疼痛程度　疼痛可分为轻微疼痛、中度疼痛、重度疼痛。其他特殊的疼痛类型还包括反射性疼痛、心因性疼痛、躯体痛、内脏痛、特发性疼痛等。

三、骨伤科疼痛的生理反应

（一）术后急性疼痛对机体的影响

手术本身是一种组织损伤，手术损伤和疾病本身导致伤害性感受器受到刺激，引起机体的一系列的复杂的生理、病理反应。表现为患者感觉和情绪上的一种不愉快感受。术后急性疼痛的病因明确，但对其病理生理机制的了解仍较肤浅。

Woolf 将急性疼痛分为生理性疼痛和病理性疼痛。生理性疼痛是正常的感觉反应，由损伤局部的伤害性刺激强度高于痛阈引起，这种伤害性刺激不导致组织产生炎症反应，刺激消除后疼痛随之消失。生理性疼痛的治疗以消除伤害性刺激为主，提高痛阈为辅。病理性疼痛是非正常状态下的病理反应，如手术部位的炎症反应和神经损伤刺激伤害性感受器引起的疼痛。严重的生理性疼痛亦可导致病理性疼痛。病理性疼痛的治疗主要着眼于生理性疼痛的处理，同时降低兴奋在 C 纤维传导。

图 1-1 具体描述了疼痛刺激对心血管系统，呼吸系统，神经内分泌系统，胃肠道和泌尿系统，心理、行为，循环系统，免疫系统和肌肉等的影响。

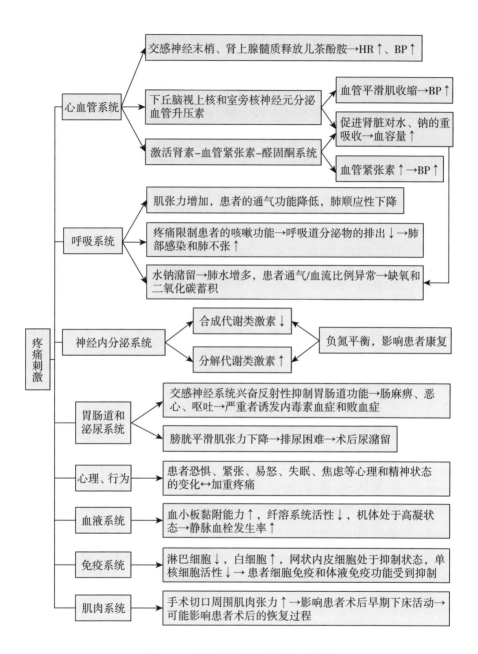

图 1-1 疼痛刺激对机体的主要影响

（二）术后慢性疼痛

术后慢性疼痛是临床一项重要问题，可对人的身心和社会经济带来严重后果，在最近的十几年中，人们对术后慢性疼痛的认识有了明显提高。术后慢性疼痛已被认定为手术后的一种重要并发症。术后慢性疼痛至今没有一个确定的定义，1999 年的 IAsP 通讯中指出在诊断术后慢性疼痛时应包括以下内容：①手术操作后引发的疼痛；②持续至少 2 个月；③排除疼痛的其他诱因，如慢性感染或持续的恶性疾病。

1. 持续性术后疼痛的流行病学、危险因素　临床上容易发生术后慢性疼痛的手术包括截肢术、开胸手术、乳腺切除术、子宫切除术、腹股沟疝修补术等。由于手术的创伤部位、接受手术的人群、手术的后果对患者的影响等有很大差异，因此不同的手术所引起术后慢性疼痛的发生率和相关危险因素不尽相同。

术后慢性疼痛的表现是多样的，如在开胸手术后的慢性疼痛多呈病理性疼痛表现，如自发痛、痛觉过敏和痛觉超敏，其中 1/3 患者的疼痛可影响情绪；乳腺切除后的疼痛表现为幻痛、瘢痕痛和神经病理性疼痛；对于截肢术后的慢性疼痛主要为残肢痛和幻肢痛，有时患者很难区别幻肢痛、残肢痛和其他异常感觉。

2. 术后慢性疼痛的可能机制　术后疼痛的主要致病机制包括三个方面：术前高危因素、术中神经损伤、术后炎症或疾病复发。术后慢性疼痛的发生机制非常复杂，到目前为止详尽机制尚不完全清楚，其可能的机制可用图表示，如图 1-2。

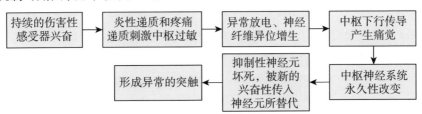

图 1-2　术后慢性疼痛的可能机制

四、疼痛管理的目的和原则

1. 疼痛管理的目的

（1）解除或缓解疼痛。

（2）改善功能。

（3）减少药物的不良反应。

（4）提高生活质量，包括身体状态、精神状态的改善。

2. 疼痛管理的原则

（1）重视健康宣教：疼痛患者常伴有焦虑、紧张情绪，因此需要重视对患者进行健康教育，并与其沟通，以得到患者的配合，达到理想的疼痛治疗效果。

（2）选择合理评估：对急性疼痛而言，疼痛评估方法宜简单，如需要量化疼痛的程度，可以选择量化的方法。

（3）尽早治疗疼痛：疼痛一旦变成慢性，治疗将更加困难。因此，早期治疗十分必要。术后疼痛的治疗提倡超前镇痛（preemptive analgesia），即在伤害性刺激发生前给予镇痛治疗。

（4）提倡多模式镇痛：将作用机制不同的药物组合在一起，发挥镇痛的协同或相加作用，降低单一用药的剂量和不良反应，同时可以提高对药物的耐受性、加快起效时间和延长镇痛时间。目前，常用模式为弱阿片类药物与对乙酰氨基酚或非甾体消炎药（NSAIDs）等的联合使用。

（5）注重个体化镇痛：不同患者对疼痛和镇痛药物的反应存在个体差异，因此镇痛方法因人而异，不可机械地套用固定的药物方案。个体化镇痛的最终目标是应用最小的剂量达到最佳的镇痛效果。

五、国际疼痛管理相关指南及建议

（一）JCI 的疼痛管理标准

JCI 是美国医疗机构评审国际联合委员会，创建于 1998 年，是美国联合委员会的国际部，以改善全球范围内患者医疗服务的安全与质量为宗旨。通过评审，医疗机构可以展现其改善医疗安全与质量、保障安全的就医环境并不断努力减少患者和员工风险的承诺。评审作为一种有效的质量评价与管理工具引起了全世界的关注。

JCI 标准按照医院重要职能将内容分为"以患者为中心的标准"和"医疗机构管理的标准"两个部分，共分 14 章。主要在"患者和家属的权利（PER）"、"患者评估（AOP）"、"患者服务（COP）"和"患者及家属的教育（PFE）"这 4 个章节中涉及疼痛的内容。

JCI 疼痛管理标准总则包括：

1. 疼痛筛查和疼痛评估的对象为住院患者和急诊患者。

2. 医生与护士协作对患者进行疼痛评估。进行疼痛评估的护士应为本院注册护士，进行疼痛处理的医师应为本院注册医师。

3. 疼痛筛查和疼痛评估时主要使用"数字疼痛分级法（NRS）"和"Wong-Baker 面部表情量表法"。

4. 医师根据疼痛评估的结果和患者情况，决定疼痛治疗措施。

5. 医师应定期对接受疼痛治疗的患者进行评估，及时调整治疗计划。

6. 经疼痛治疗仍无法控制的，应向疼痛专家请求会诊。

7. 疼痛筛查和评估的结果及疼痛治疗的措施和结果等记录在病史中。

8. 在疼痛治疗前，医师应与患者及家属进行充分沟通。在制订疼痛治疗方案时充分考虑患者及家属的要求及其风俗文化和宗教信仰等情况。

9. 医师对患者及家属进行有效疼痛管理知识的介绍，是患者及家属配合并参与疼痛治疗的过程。教育患者和家属的过程应记录在病史中。

10. 临床医师应学习和更新疼痛的相关知识和诊疗常规，以适应临床工作需要。

（二）2012 年美国麻醉医师协会（ASA）围手术期急性疼痛管理指南

围手术期急性疼痛可能由手术创伤或手术相关并发症引起，其管理涉及术前、术中及术后措施。此次发布的指南重点关注接受住院手术或门诊手术成人（包括老年人）及儿科患者的围手术期急性疼痛管理，旨在提高围手术期急性疼痛管理的安全性及有效性，降低不良转归发生的危险，维持患者的功能及身体和心理健康，提高患者的生活质量。

此次发布的指南主要就以下方面提出了建议：

1. 围手术期疼痛管理政策和规程

（1）必要时，麻醉医师为患者进行围手术期镇痛时需与其他医务人员合作，并接受教育和培训，以确保对机构内现用安全、有效治疗方案足够了解并能够熟练操作。

教育内容应从基本的床旁疼痛评估至复杂的疼痛管理措施（如硬膜外镇痛、患者自控镇痛（PCA）和各种区域麻醉技术）和非药物措施（如放松、想象和催眠法）。有必要对新员工进行教育和培训，以保持最佳的疼痛管理技能，一旦治疗方法改良，也应对员工进行教育和培训。

（2）麻醉医师和其他医务人员应使用标准、可靠的评估工具，以促进规范性评估并记录疼痛程度、疼痛治疗效果及不良反应。

（3）负责围手术期镇痛的麻醉医师应始终在场，以便与病房护士、手术医师或其他相关医师进行沟通。麻醉医师应协助评估出现围手术期疼痛缓解方面各种问题的患者。

（4）麻醉医师应提供急性疼痛服务（Acute Pain Service）框架内的围手术期镇痛。

（5）麻醉医师应参与标准化政策和规程的制定。

2. 患者术前评估　患者的直接疼痛史、直接体格检查和疼痛控制计划应被纳入术前麻醉评估。

3. 患者术前准备

（1）围手术期疼痛管理的患者术前准备应包括，适当调整或持续用药以防止戒断综合征、治疗已有疼痛或术前开始治疗以利于术后疼痛管理。

（2）对患者进行宣教，以使其更好地使用患者自控镇痛（PCA）泵和其他先进方法，如患者自控硬膜外镇痛。宣教可能还包括在麻醉前评估时讨论上述镇痛方法，通过小册子及录像带向患者介绍有关治疗选择方面的知识，术后随访时在床旁进行讨论。类似的宣教还包括指导患者进行行为训练，以控制疼痛和焦虑。

必要时，麻醉医师提供围手术期镇痛时应与其他医师合作，对患者及家属进行宣教，以使其明确获得舒适、报告疼痛和恰当使用推荐的镇痛方法的重要性。

（3）常见误解有，过高评估不良反应的发生风险，应避免成瘾。

4. 围手术期疼痛管理措施

（1）麻醉医师处理围手术期疼痛时，在全面考虑个体患者的危险和获益后，应该选择治疗方法，如硬膜外或鞘内给予阿片类药物、经 PCA 泵全身应用阿片类药物及采取局部镇痛措施。应优先采取上述处理方法，其次是遵医嘱肌肉注射阿片类药物。

（2）所选择治疗方案能够反映麻醉医师的专业水平，及其在每次临床实践中安全应用上述处理方法的能力。

这种能力包括，能够识别和处理治疗开始后出现的不良反应。

（3）持续输注药物时应特别谨慎，因为药物蓄积可引发不良事件。

5．多模式疼痛管理措施

（1）如有可能，麻醉医师应当使用多模式疼痛管理。

除非有禁忌，患者应该接受非甾体类抗炎药（NSAIDs）、昔布类（COXIBs）药物或对乙酰氨基酚的连续 24 小时治疗方案。

应考虑使用局部药进行区域阻滞。

（2）所采用的给药方案在最大限度降低不良事件发生危险的同时，应使疗效达到最佳。

（3）药物选择、给药剂量、给药途径及治疗时间应该个体化。

6．患者亚群

（1）儿童患者：有必要进行积极主动的疼痛管理，以弥补儿童既往疼痛的处理不足。对于接受疼痛性操作或手术患儿的围手术期处理，需对疼痛进行恰当的评估并采取治疗。除非有禁忌，镇痛治疗应依据患儿的年龄、体重和共存病情况，采取多模式疼痛管理。如果可行，应该采取行为疗法，行为疗法对处理情绪性疼痛尤为重要。镇静药、镇痛药和局麻药均为疼痛性操作时常用的镇痛药物。由于许多镇痛药与镇静药具有协同作用，手术期间及患儿恢复过程中使用上述药物时，必须适当监测患儿状况。

（2）老年患者：老年患者的围手术期管理应包括疼痛评估和治疗。应该使用适合于患者认知能力的疼痛评估工具。进行广泛而积极的评估和询问对于克服交流障碍、减轻未缓解的疼痛很有必要。麻醉医师应该认识到，老年患者对疼痛和镇痛药物的应答常因共存病而异于较年轻患者。对常常服用其他药物（包括替代药物和补充药物）的老年患者而言，警惕性进行剂量调整对确保进行充分治疗及避免诸如嗜睡等不良反应很有必要。

（3）其他患者亚群：麻醉医师应意识到，对重症、有认知障碍或交流困难的患者，需要采取其他干预措施，以确保其能够获得最佳的围手术期疼痛管理。

对于除了疼痛，还有血压升高、心率增加或出现激越行为的患者，麻醉医师应该考虑进行试验性镇痛治疗。

（三）美国护士协会与美国疼痛管理护士协会的疼痛管理标准

1. 护士疼痛管理行为标准

（1）标准Ⅰ——评估：收集与疼痛问题相关的全部数据。

（2）标准Ⅱ——诊断：分析评估结果，判断疼痛诊断或问题。

（3）标准Ⅲ——结局识别：识别出为患者制订的个体化疼痛管理计划的预期结局。

（4）标准Ⅳ——计划：设计疼痛管理并列出获得预期结果的策略及代替方法。

（5）标准Ⅴ——执行：执行设定的疼痛管理计划。

标准5a：协调疼痛管理计划。

标准5b：应用策略以提升、保持和恢复缓解疼痛的行为（健康教育与促进）。

标准5c：高级从业注册护士应该提供咨询，以影响疼痛管理计划制订，增强他人的能力，改善管理效果。

标准5d：高级从业注册护士可以依据国家联邦法规，使用处方、程序、递交、治疗、特别疗法等。

（6）标准Ⅵ——评价：评价具有合理的、可实现的目标管理进程。

2. 专业表现标准

（1）标准Ⅶ——干预质量：系统评价疼痛管理干预措施的质量和效果。

（2）标准Ⅷ——教育：获取反应当前疼痛管理护理规范的知识和能力。

（3）标准Ⅸ——专业表现评价：依据专业疼痛管理标准和指南、相关人物、规定、法律法规来评价护理行为。

（4）标准X——共同质量：与同事共同合作以促进专业发展。

（5）标准XI——合作：与患者、家属或其他相关人员共同参与疼痛管理。

（6）标准XII——伦理：应用伦理原则来指导疼痛管理实践。

a. 本标准使用的是美国护士协会的护士伦理原则解释声明。

b. 它保护患者的隐私、自治、尊严和权利。

（7）标准XIII——调查：将疼痛调查结果整合到临床实践中。

（8）标准XIV——资源利用：在设计和执行疼痛管理方案时，将安全性、有效性、花费和影响等因素考虑其中。

（9）标准XV——领导力：在专业疼痛管理中体现领导力。

六、骨伤科疼痛管理的建议

（一）骨伤科疼痛处理的常用方法

根据中华医学会骨科学分会的骨科常见疼痛的处理专家建议，骨科疼痛处理的常用方法有以下几种，见表1-1。

表1-1　骨科常用疼痛处理方法

非药物治疗	患者教育
	物理治疗（冷敷、热敷、针灸、按摩、经皮电刺激疗法）
	分散注意力
	放松疗法
	自我行为疗法

续表

药物治疗	局部外用药物	各种 NSAIDs 乳胶剂、膏剂、贴剂和非 NSAIDs 擦剂、辣椒碱等。局部外用药物可以有效缓解肌筋膜炎、肌附着点炎、腱鞘炎和表浅部位的骨关节炎、类风湿关节炎等疾病引起的疼痛。
	全身用药	1. 对乙酰氨基酚：可抑制中枢神经系统合成前列腺素，产生解热镇痛作用，日剂量不超过 4000mg 时不良反应小，过量可引起肝损害，主要用于轻、中度疼痛。
		2.NSAIDs：可分为传统非选择性 NSAIDs 和选择性 COX-2 抑制剂，用于轻、中度疼痛或重度疼痛的协同治疗。目前，临床上常用的给药方式包括口服、注射、置肛等。如患者发生胃肠道不良反应的危险性较高，使用非选择性 NSAIDs 时加用 H2 受体阻断剂、质子泵抑制剂和胃黏膜保护剂米索前列醇（misoprostol）等胃肠道保护剂，或使用选择性 COX-2 抑制剂。应用 NSAIDs 时，对心血管疾病高危患者，应权衡疗效和安全性因素。选用 NSAIDs 时需参阅药物说明书并评估 NSAIDs 的危险因素（见表 1-2）
		3. 阿片类镇痛药：主要通过作用于中枢或外周的阿片类受体发挥镇痛作用，包括可待因、曲马多、羟考酮、吗啡、芬太尼等。
		4. 复方镇痛药：由两个或多个不同作用机制的镇痛药组成，以达到协同镇痛作用。目前，常用的复方镇痛药有对乙酰氨基酚加曲马多等。
		5. 封闭疗法：是将一定浓度和数量的类固醇激素注射液和局部麻醉药混合注射到病变区域，如关节、筋膜等。临床应用类固醇激素主要是利用其抗炎作用，改善毛细血管的通透性，抑制炎症反应，减轻致病因子对机体的损害。常用皮质激素有甲基强的松龙、地塞米松等。应用于局部神经末梢或神经干周围的常用药物为利多卡因、普鲁卡因和罗哌卡因等。
		6. 辅助药物：包括镇静药、抗抑郁药、抗焦虑药或肌松药等。

表 1-2 NSAIDs 危险因素

部位	不良反应危险因素
上消化道	1. 高龄（>65 岁）。 2. 长期应用 NSAIDs。 3. 应用糖皮质激素。 4. 上消化道溃疡、出血病史。 5. 使用抗凝药。 6. 酗酒史。
心、脑、肾	1. 高龄（>65 岁）。 2. 脑血管病史（有中风史或目前有一过性脑缺血发作）。 3. 心血管病史。 4. 同时使用 ACEI 及利尿剂。 5. 冠脉搭桥围手术期禁用 NSAIDs。

（二）骨骼肌肉疼痛处理流程

骨骼肌肉疼痛处理流程（如图 1-3）主要包括：

（1）评估病史、体格检查等。

（2）制订疼痛处理方案。

（3）分析疼痛、镇痛效果和药物不良反应。

（4）必要时修改疼痛处理方案。

（5）健康宣教及反复评估。

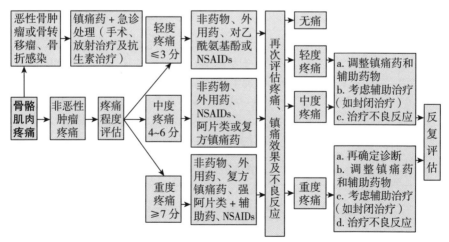

图 1-3 骨骼肌肉疼痛处理流程

（三）骨科围手术期疼痛处理

骨科围手术期疼痛包括原发疾病和手术操作引起的疼痛，或两者兼而有之。

1. 围手术期镇痛的目的

（1）减轻术后疼痛，提高患者的生活质量。

（2）提高患者对手术质量的整体评价。

（3）使患者更早地开展康复训练。

（4）降低术后并发症。

2. 骨科围手术期疼痛处理　有效的围手术期疼痛处理（图1-4）应

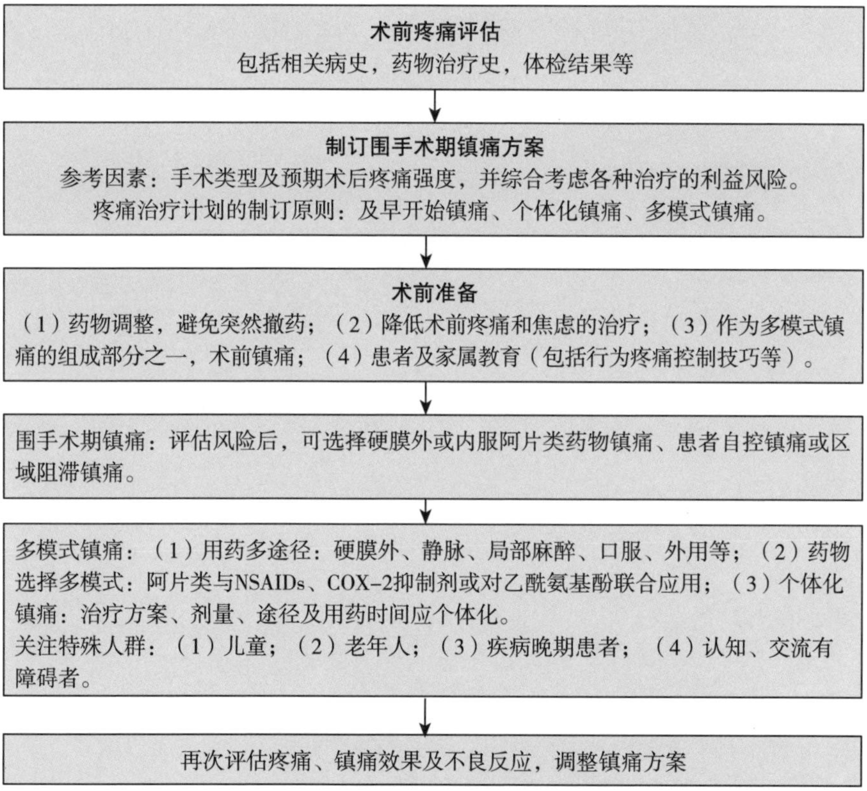

术前疼痛评估
包括相关病史，药物治疗史，体检结果等

制订围手术期镇痛方案
参考因素：手术类型及预期术后疼痛强度，并综合考虑各种治疗的利益风险。 疼痛治疗计划的制订原则：及早开始镇痛、个体化镇痛、多模式镇痛。

术前准备
（1）药物调整，避免突然撤药；（2）降低术前疼痛和焦虑的治疗；（3）作为多模式镇痛的组成部分之一，术前镇痛；（4）患者及家属教育（包括行为疼痛控制技巧等）。

围手术期镇痛：评估风险后，可选择硬膜外或内服阿片类药物镇痛、患者自控镇痛或区域阻滞镇痛。

多模式镇痛：（1）用药多途径：硬膜外、静脉、局部麻醉、口服、外用等；（2）药物选择多模式：阿片类与NSAIDs、COX-2抑制剂或对乙酰氨基酚联合应用；（3）个体化镇痛：治疗方案、剂量、途径及用药时间应个体化。 关注特殊人群：（1）儿童；（2）老年人；（3）疾病晚期患者；（4）认知、交流有障碍者。

再次评估疼痛、镇痛效果及不良反应，调整镇痛方案

图1-4　围手术期疼痛处理方案

包括术前、术中及术后三个阶段，术中镇痛由麻醉科医生承担，在本建议中不再赘述。

（1）术前镇痛：部分患者由于原发疾病需要术前镇痛治疗，考虑到药物对出血的影响（如阿司匹林），应换用其他药物或停止使用。

（2）术后镇痛：术后疼痛强度高，炎症反应重；不同手术的疼痛强度及疼痛持续时间有较大差异，与手术部位及手术类型相关。术后即可进食者可采用口服药物镇痛，术后禁食者可选择静脉点滴等其他给药方式。

第二章

平乐郭氏正骨法
治疗骨伤科疼痛的主要方法

平乐郭氏正骨发展到今天，在传承了其核心理念"整体辨证、筋骨并重、动静结合、内外兼治"的基础上，在骨伤疼痛治疗领域，进一步发挥"平乐手法"和"平乐验方"的中医药特色优势，引进多种中医药外治方法，开展了具有特色的中医药综合外治疗法，并从现代医学引入了药物镇痛、微创技术等，针对骨折创伤引起的疼痛、颈肩腰腿痛、各种关节痛及围手术期疼痛等骨伤科临床常见疼痛，形成了具有专科特色的骨伤疼痛治疗方法。

一、验方内服疗法

平乐郭氏正骨源远流长，经历了 200 多年的传承与发展，对骨折肿痛、筋伤痛、颈肩痛、腰腿痛、骶髂痛、胸伤痛、膝髌痛等关节痛、足跟痛等骨伤和骨病疼痛积累了丰富的诊治经验，《世医正骨从新》一书中有详细的论述。

骨伤科临床常见的颈肩腰腿痛、各种骨关节痹痛根据病因及临床证候不同，其治疗也有特殊性。平乐郭氏正骨验方中的葛根祛湿合剂、归原疏筋合剂、归芍通络合剂、黄芪胜湿合剂、当归活血合剂、独活祛湿合剂、桑生除痹合剂等，从药物配伍上包括了活血止痛、化瘀止痛、行气止痛、通络止痛、祛湿止痛、疏筋止痛、荣筋止痛等治法及中药，正如《素问·至真要大论》曰："寒者热之，热者寒之……客者除之，劳者温之，结着散之。"骨痈疽多属热证，宜用清热解毒、散结消痛法；骨痨多属寒证，宜用温阳散寒止痛法；痹症多因风寒湿侵袭，以祛湿通络止痛为主，又因寒热不同而予散寒或清热。

（一）四期辨证论治

深圳平乐骨伤科医院对骨折、筋伤按损伤的发展过程分为四期辨证治法，即初期治法、中期治法、中后期治法、后期治法，并运用郭春园老院长 12 种中药内服秘方给予治疗。

1. 初期治法　机体受到损伤，则经脉受损或骨折，气机失调，血不循经而溢于脉外，离经之血瘀滞肌肤腠理，"不通则痛"。治疗上"血不活者瘀不去，瘀不去则骨不能接也"，故治宜活血化瘀、行气止痛，方用红桃消肿合剂。

2. 中期治法　经过初期的治疗，肿胀消退，疼痛减轻，断骨虽连而未坚，故治宜和营止痛、接骨续筋，方用归芎养骨合剂。

3. 中后期治法　骨折后耗气伤血而致气血两虚，"骨伤内动于肾"，"筋伤内动于肝"，故骨折日久常见肝肾不足，治宜益气养血、补肾壮骨，方用熟地壮骨合剂。

4. 后期治法　损伤日久，正气耗损而虚，"损者益之"，"虚则补之"，故治宜滋补肝肾、强筋健骨，方用熟地强筋合剂。

（二）常用药

1. 红桃消肿合剂（准文号：粤药制字 Z20080078）

（红桃消肿颗粒剂）

药物组成：红花，桃仁，当归，川芎，赤芍，生地，延胡索，香附，枳壳，木瓜，川牛膝，连翘，金银花，桂枝，甘草。

证型：气滞血瘀。

治则：行气止痛，活血化瘀。

舌脉：舌红苔薄黄，脉弦紧。

中医主病：骨折，筋伤（早期）。

适应证：各种骨折及软组织损伤早期。

本方为骨折常用方。祖国医学十分重视整体治疗，创伤骨折的治疗，复位与固定是最为重要的两个步骤，但只是局部治疗，还要重视整体治疗，因为骨折还会引起整个机体不同程度的变化，故当整体论治。肢体受伤，经络受损，血液循环受阻，气血凝滞，营卫离经，瘀滞于肌肉腠理。"气伤痛，形伤肿"，"不通则痛，通则不痛"，故治宜活血散瘀，宜通气血，使气血流通，经络通畅，内脏协调。气滞或血瘀均可引起疼痛，但活血先行气，气顺则活血，血活则瘀散，瘀血散新骨得生，肿消痛止。

方中首选通行气血的红花、桃仁为君药，活血化瘀，通行经络，用以治疗跌打损伤，瘀血肿痛。当归补血活血，川芎活血行气，赤芍祛瘀止痛；生地养阴，既活血又养血，祛瘀而不伤正；元胡活血行气止痛，共助主药活血化瘀，行气止痛之功，共为臣药。香附为气中之血药合枳壳以行气散瘀止痛；木瓜为舒筋活络的主要药物，与长于活血通经，又能化瘀止痛的牛膝相伍，活血舒筋止痛作用更强；连翘、双花散结消肿，桂枝通经活络，共为佐药。甘草益气补中，缓急止痛，又可缓和药性，调和诸药，为使药。诸药合用，全方共奏活血化瘀，消肿止痛之功效。

2. 归芎养骨合剂（准文号：粤药制字 Z20080077）

药物组成：当归，川芎，续断，骨碎补，生地，天花粉，香附，枳壳，木瓜，桂枝，地龙，川牛膝，土鳖虫，甘草。

证型：瘀血阻络，筋骨未续。

治则：行气活血，接骨续筋。

舌脉：舌质淡，苔薄白，脉弦细。

中医主病：骨折，筋伤（中期）。

适应证：各种骨折及软组织损伤中期。

本方为素体肾气不足或骨折内伤与骨折瘀血肿痛而设。肾主骨、生髓是肾中精气具有促进机体生长发育功能的一个重要组成部分。骨的生长发育有赖于骨髓的充盈及提供营养。《素问·阴阳应象大论》曰："肾生骨髓"；《素问·六节脏象论》曰肾"其充在骨"，就是说肾中精气充盈，才能充养骨髓。精气不足，骨髓空虚是易发骨折的原因之一。骨折之瘀血不除，则新骨难生，治当行气活血，气顺血行，血行则瘀血除。

方中首选血中之气药当归、川芎活血行气，祛瘀生新，既活血又能补血，活血祛瘀而不伤正气为君药。川断、骨碎补肝肾，强筋骨，活血通利血脉；生地、天花粉养阴益肝为臣药。香附、枳壳合用以行气散瘀止痛；木瓜、桂枝、地龙舒筋活络，通行经脉以助活血化瘀之功。牛膝、土鳖虫活血通行经络，续筋接骨，疗伤止血为佐药。甘草调和诸药为使药。诸药伍用，共具益肾养骨，祛瘀止痛之功效。

3. 熟地壮骨合剂（准文号：粤药制字 Z20080076）

药物组成：熟地，党参，白术（炒），茯苓，当归，白芍，川芎，续断，川牛膝，木瓜，龙骨（煅），牡蛎，甘草。

证型：气血亏虚（骨折中后期）。

治则：益气养血，补肾壮骨。

舌脉：舌淡红，苔薄白，脉细或濡。

中医主病：骨折（中后期）。

适应：各种骨折中后期。

本方为素体气血两虚或骨析后耗气伤血而致气血两虚而设，"骨伤内动于肾""筋伤内动于肝"，故骨折日久常见肝肾不足。治应养气血，补肝肾，壮筋骨以扶正祛邪。

方中首选熟地补血为君药。党参、白术、茯苓补脾益气；当归补血活血，补而不滞；白芍养血敛阴；川芎入血分，理血中之气为臣药，以助主药益气养血之功。续断、川牛膝合用补肝肾，强筋骨，活血通利血脉，补而不滞，活血而不破；木瓜舒筋活络；龙骨、牡蛎宁心安神共为佐药。使以甘草调和诸药。全方共奏补气养血，益肾健骨之功效。

4. 熟地强筋合剂（准文号：粤药制字 Z20080075）

（熟地强筋丸）

药物组成：熟地，山茱萸，山药，泽泻，茯苓，牡丹皮，续断，川牛膝，五加皮，黄芪，木瓜，地龙，升麻，甘草。

证型：肝肾亏虚，筋骨失养。

治则：补益肝肾，强筋健骨。

舌脉：舌淡红，苔薄白，脉沉迟。

中医主病：骨折（后期），骨萎，骨蚀。

适应证：各种骨折后期及延迟愈合，骨质疏松症，股骨头缺血性坏死等。

本方为真阴不足，精髓内亏而设。肾为先天之本，肾主骨生髓，肾虚则生骨迟缓，故骨折后愈合缓慢，治当补肾阴为主。

方中首选熟地，味甘，微温，以滋肾阴，益精髓是为君药。山茱萸酸、温滋肾益肝；山药滋肾补脾，为臣药。熟地、山茱萸、山药三味并补其阴，以收补肾治本之功，即"壮水之主以制阳光"之义。方中又补中有泻，泽泻、茯苓泻降肾浊，丹皮清泻肝火。茯苓、泽泻、丹皮之泻是为防止滋补之品产生滞腻之弊；以少量黄芪益气，助诸药之力；续断、川牛膝、五加皮补肝肾，壮筋骨，活血通利血脉，补而不滞；地龙、木瓜通经活络共为佐药。甘草调和诸药为使药。诸药伍用，全方共奏滋补肝肾，强筋健骨之功。

5. 黄芪胜湿合剂（准文号：粤药制字 Z20080071）

药物组成：黄芪，党参，当归，白芍，红花，泽兰，威灵仙，秦艽，防风，伸筋草，木瓜，僵蚕，地龙，香附，乌药，陈皮（蒸），茯苓，续断，甘草。

证型：气血亏虚，风湿阻络。

治则：益气养血，祛风除湿。

舌脉：舌质淡，苔白或厚，脉沉细。

中医主病：肩凝症。

适应证：中老年肩周炎，肩部急性损伤或慢性劳损所致疼痛。

本方所治"肩凝症"为外伤气滞血瘀、慢性劳损所伤，或风、寒、湿三气痹着日久，肝肾不足，气血两虚所致。肝肾不足者，肾不能主骨，骨髓不能充养而至骨愈懈惰，肝血不能荣筋而致拘挛或萎靡乏力，关节滑利不佳，活动障碍，痹痛难愈。气血虚弱者，气不能温煦经脉关节骨骼，血不能荣养经络、肌肉、筋骨、关节。气血同虚，即可出现肩部失于温煦而发冷；血行迟缓，凝滞疼痛；失于濡养而致肩关节屈伸不利等。风、寒、湿邪侵袭肩部，可导致筋脉挛缩，运动失调，筋肉间胶滞粘着，筋脉痹阻，出现疼痛，功能障碍。气滞血瘀多因跌仆扭挫，骨折脱位，致肩部筋脉，经络受损，血溢肌肤关节，或骨折复位欠佳，脱位失治，误治等，致关节失常，瘀留关节内，筋脉粘连，关节失利，脉络不通，不通则痛，致活动障碍。慢性劳损，多为长期从事肩部用力的工作或姿势不当或反复扭伤等所致筋脉损伤，血溢于外，旧血不去，新血不生，筋脉瘀阻，凝滞粘连，出现关节活动受限，疼痛，僵直等。

方中首选甘温益气之黄芪，补气以通利血脉，活血以通痹滞，为君药。党参益气养血，扶正去邪；当归气味芳香行气活血，补而不滞，当归、白芍合用养血敛阴，共助主药黄芪益气养血通痹；红花、泽兰活血化瘀行气止痛；威灵仙、秦艽、防风、伸筋草、木瓜祛风除湿，舒筋活络止痛为臣药。僵蚕、地龙祛风通络止痛；香附、乌药、陈皮疏肝理气，行气除滞止痛以助通利血脉；茯苓健脾利湿；续断补肝肾，强筋骨，通利血脉，共为佐药。甘草缓急止痛，调和诸药为使药。综合全方，祛邪扶正，标本兼顾，则风湿除，痹痛愈。

6. 葛根祛湿合剂（准文号：粤药制字 Z20080070）

药物组成：葛根，柴胡，威灵仙，生地，黄芩，紫苏梗，熟地，山茱萸，山药，茯苓，泽泻，牡丹皮，甘草。

证型：风湿阻络，肝肾亏虚。

治则：祛风除湿，通经活络，滋肾养肝。

舌脉：舌质暗，苔白或厚，脉沉涩。

中医主病：项痹。

适应证：各种类型颈椎病及颈肩背部肌筋膜炎或软组织劳损。

本方所治颈椎病（痹症）其病因与外伤、劳损、感受外邪和肝肾亏损有关，其病理变化涉及脏腑、经络、气血等。肝肾精气不足，不能濡养筋骨，久之伤骨、伤筋，皆说明骨关节退行性变与肝肾功能及劳损的关系；风寒湿邪之痹证亦与骨关节退行性变相关。

方中首选葛根，开腠理，疏皮毛，祛风解肌为君药。柴胡祛风解肌；威灵仙祛风除湿，通络止痛；生地养阴；黄芩燥湿；紫苏梗理气共为臣药。熟地、山茱萸、山药、茯苓、泽泻、丹皮系六味地黄丸之方义，滋肾养肝，是为佐药。全方配合，共奏祛风止痛，滋肾养肝之功效。

7. 赤芍化瘀合剂（准文号：粤药制字 Z20080067）

药物组成：当归，赤芍，生地，香附，小茴香，制陈皮，桔梗，枳壳，厚朴，半夏，化橘红，川贝母，瓜蒌，薤白，金银花，连翘，甘草。

证型：瘀血阻胸，肝郁气滞。

治则：活血祛瘀，疏肝理气。

舌脉：舌质红，苔白，脉弦。

中医主病：胸胁损伤。

适应证：胸部软组织损伤，肋骨骨折。

本方证是外伤所致，胸中气滞血瘀，血行不畅，瘀血肿痛，痛如针刺而有定处。胸胁为肝经循行之处，瘀血在胸中，故当活血化瘀，兼以行气解郁。

方中首选当归、赤芍活血祛瘀，又养血而不伤正，为君药。生地养阴补血以扶正；香附为气中之血药，又入肝经与小茴香、陈皮相合用，专理肝经之气，使胸中之气滞得通而止痛，又助主药散瘀血；桔梗开提肺气载药上行，合枳壳、厚朴升降之气以助气血通行，为臣药。半夏、橘红、川贝、瓜蒌化痰降气，以防胸中停痰于内；薤白通胸中之阳气而治胸痛；双花、连翘消肿散结，为佐药。甘草缓急止痛，调和诸药，为使药。此方活血化瘀而不伤正，疏肝解郁而不耗气，血活气行，诸证自愈。

8. 归芍通络合剂（准文号：粤药制字 Z20080073）

药物组成：当归，赤芍，大黄，土鳖虫，桑寄生，续断，杜仲，补骨脂，生地，小茴香，陈皮，厚朴，甘草。

证型：气滞血瘀，肾气不足。

治则：行气活血，补肾壮腰。

舌脉：舌质暗，苔薄白，脉沉涩。

中医主病：腰腿痛。

适应证：腰椎间盘突出症，腰肌劳损，退行性腰椎管狭窄，腰椎滑脱及各种慢性腰部软组织损伤等腰部疼痛疾病。

本方为因扭挫、劳损之腰痛而设。腰痛的发病与外伤、劳损，感受风、寒、湿邪，体虚等诸多因素相关。肾主骨，肾虚则骨失所养，肝虚则筋失滋荣，外伤劳损瘀血留滞经脉，又或气滞日久而致血瘀，气血运行则不畅，腰、腿脉络阻滞发而为痹。《景岳全书》云："跌仆伤而痛者，此伤在筋骨而血脉凝滞也。"《医学管见》云："腰痛亦有因闪挫而得者，闪挫之初，血气必有凝滞之处。"治宜行气、活血、止痛。

方中首选当归、赤芍行气活血，祛瘀止痛，为君药。大黄、土鳖虫活血通瘀止痛以助主药之功。桑寄生、续断、杜仲补肝肾，壮筋骨；补骨脂补肾助阳；生地滋养肾阴，共为臣药。小茴香、陈皮理气止痛，以助气血通行，瘀滞则散，共为佐药。甘草缓和药性，调和诸药，为使药。诸药伍用，共奏行气活血，通络止痛，补肾壮腰之功效。

9. 归原疏筋合剂（准文号：粤药制字 Z20080072）

药物组成：当归，赤芍，鸡血藤，川牛膝，土鳖虫，小茴香，陈皮，木瓜，桂枝，独活，知母，薏苡仁，续断，甘草。

证型：瘀血阻络，湿邪停滞。

治则：疏筋通络，祛瘀除湿。

舌脉：舌红苔厚腻，脉沉涩。

中医主病：腰腿痛。

适应证：腰椎间盘突出症，腰肌劳损，退行性腰椎管狭窄，腰椎滑脱等各种急慢性腰部软组织损伤等腰部疼痛疾病。

本方为瘀血阻滞，腰及下肢疼痛、麻木等证而设。治当活血祛瘀为主，兼以行气通络。

方中首选当归、赤芍活血行气，化瘀止痛，共为君药。鸡血藤、牛膝、土鳖虫活血化瘀，活络止痛，共为臣药，以助主药活血行气化瘀止痛之功。小茴香、陈皮理气止痛，木瓜、桂枝、独活祛湿通络止痛，牛膝、知母滋补肝肾，薏仁健脾除痹，共为佐药。甘草缓急止痛，调和诸药，是为使药。各药合用祛瘀生新，气行络通，则痛自平。

10. 当归活血合剂（准文号：粤药制字 Z20080069）

药物组成：当归，红花，川牛膝，续断，赤芍，丹参，泽兰，香附，陈皮，生地，紫花地丁，蒲公英，连翘，金银花，桂枝，鸡血藤，木瓜，羌活，甘草。

证型：瘀血阻络，热毒蕴结。

治则：活血化瘀，清热解毒。

舌脉：舌红苔黄，脉数。

中医主病：骨痹。

适应证：各种骨关节炎，增生性关节病，滑膜炎等关节软组织疼痛疾病。

本方为关节损伤疼痛或肿痛而设。疼痛为气血瘀滞不通而致，不通则痛，通则不痛，治疗疼痛重点在于通行气血，遵循"急则治其标，缓则治其本"的原则设此方。治当行气，散瘀。瘀而在热，则关节局部红肿热痛，亦有感受外邪所致，治当清热祛风，消肿止痛。故方中首选当归、红花化瘀行血而养血为君药。川牛膝、续断补肝肾，壮筋骨；赤芍、丹参、泽兰活血止痛，凉血；香附、陈皮理气止痛；生地清热养阴；紫花地丁、蒲公英清热解毒，消肿散结；连翘、金银花祛风散热，消肿止痛，共为臣药。桂枝湿经通阳，引药达肢；鸡血藤、木瓜舒筋活络；柔筋止痛；羌活祛风消肿止痛，共为佐药。甘草缓急止痛，调和诸药，是为使药。诸药伍用，共奏活血，解毒，消肿止痛之功效。

11. 独活除湿合剂（准文号：粤药制字 Z20080068）

药物组成：独活，防风，桑寄生，杜仲，续断，淫羊藿，五加皮，当归，川芎，白芍，鸡血藤，黄芪，党参，茯苓，白术，肉桂，地龙，忍冬藤，苍术，茺蔚子，牡丹皮，桂枝，葛根，薏苡仁，甘草。

证型：风寒湿痹，肝肾亏虚。

治则：祛风除湿，散寒止痛，补益肝肾。

舌脉：舌红苔厚腻，脉弦涩。

中医主病：各种风寒湿痹证。

适应证：类风湿或风湿性关节炎，强直性脊柱炎，骶髂关节病，痛风等。

本方所治之痹证，为风、寒、湿三气痹着日久，肝肾虚损，气血两虚所致。邪气留连，病久入深或着于筋脉，或着于筋骨，荣卫凝涩不通，气血通行不畅，久之则肝肾失养气血失荣，而成肝肾不足，气血两虚之证。表现为关节肿大，渐而变形，强直，僵化，肌肉萎缩，肢体活动受限。治当祛风，散寒，除湿，补气血，养肝肾。

方中首选性温味辛的独活散风胜湿，蠲痹止痛，取其善理伏风，善除下焦与筋骨间之风寒湿邪之功，为君药。防风祛风邪以胜湿；桑寄生、杜仲、续断、淫羊藿、五加皮补益肝肾兼去风湿；当归、川芎、白芍、鸡血藤养血荣筋，活血止痛；黄芪、党参、茯苓、白术益气健脾；肉桂、地龙、忍冬藤、苍术祛风湿，通经络，散寒止痛，共为臣药。茺蔚子、丹皮活血散瘀，通经活络；桂枝达肢通脉；葛根祛风解肌；薏苡仁祛湿除痹，共为佐药。甘草缓和药性，调和诸药，是为使药。综合全方，祛邪扶正，标本兼顾，风湿得除，痹痛则愈。

12. 桑生除痹合剂（准文号：粤药制字 Z20080066）

药物组成：桑寄生，续断，山药，枸杞子，五加皮，骨碎补，防风，羌活，防己，秦艽，威灵仙，白术，茯苓，泽泻，当归，川芎，白芍，生地，川牛膝，牡丹皮，地龙，木瓜，小茴香，香附，陈皮，甘草。

证型：风湿痹阻，肝肾亏虚。

治则：祛风除湿，补益肝肾。

舌脉：舌淡红，苔白腻，脉细弱。

中医主病：肝肾亏虚之痹证。

适应证：脊柱及四肢的退行性骨关节病。

本方所治疼痛，是肝肾亏虚之痹证疼痛。其本在肝肾，其标为风湿邪气。肾主骨，藏精，内含元阴、元阳，为先天之本；肝主筋，藏血，为罢极之本；若先天禀赋不足或后天失调，或久病，或负重劳损皆可损伤肝肾，邪气乘虚而入，筋骨痹因而发生，肌肉、筋骨失其所养，以致关节肿大疼痛、变形、僵化，肌肉萎缩，肢体活动障碍等。肝肾亏损，易感风湿邪，互为因果，反复缠绵难愈。治当补肝肾，祛风，散寒，除湿，以达止痛之目的。

方中首选桑寄生，既可祛风湿，舒筋活络利关节，又能补肝肾，强筋骨，为君药。续断补肝肾强筋骨，通利血脉；山药、枸杞子、五加皮、骨碎补补肝肾，壮筋骨，祛风湿；防风、羌活、防己祛风除湿而止痛；秦艽、威灵仙祛湿通络而止痛；白术、茯苓、泽泻健脾除湿，共为臣药。当归、川芎、白芍、生地补血行血，荣筋养筋；川牛膝、丹皮活血化瘀，取"治风先治血，血行风自灭"之意。地龙通经络而止痛；木瓜舒筋活络而止痛，取"通则不痛"之理，以上为佐药。甘草缓和药性，缓急止痛，调和诸药，为使药。全剂配伍，共收补肝肾，祛风湿，止痛之功效。

二、外治疗法

外治疗法是指对损伤局部进行治疗的方法，是骨伤科常用的治疗方法。临床上，外用药物可分为敷贴法、涂擦法、熏洗湿敷法、热熨法。

（一）药物外治

1. 川芎行气洗剂（准文号：粤药制字 Z20080074）

药物组成：川芎，当归，红花，川牛膝，鸡血藤，伸筋草，透骨草，木瓜，五加皮，艾叶。

证型：瘀血阻络，湿阻经络。

治则：活血化瘀，祛湿通络。

舌脉：舌红苔白厚，脉弦。

中医主病：骨折，筋伤（中后期）。

适应证：各种骨折及软组织损伤中后期，跟痛症等软组织劳损。

本方为因外伤、扭挫而致局部肿痛，动则痛甚者而设。外力伤及肌肤筋脉，影响气血经络，重则气滞血凝，瘀血停滞，痛肿不除，治宜行气活血止痛。

方中首选川芎活血行气，祛风止痛，为君药。当归、红花、川牛膝活血化瘀，兼养血，化瘀而不伤血；鸡血藤行血补血，又舒筋活络，共为臣药。伸筋草、透骨草、木瓜活血止痛，舒筋活络；五加皮祛风湿，活筋骨；艾叶温经散寒止痛，共为佐使药。温热洗患处，共达活血化瘀，舒筋活络，消肿止痛之功效。

2. 三七散

药物组成：当归，川芎，续断，土鳖虫，儿茶，没药，三七，牛膝等。

适应证：适用于软组织急性扭伤、颈肩腰腿痛等。

本方由十五味药材精制加工，鸡蛋清调和而成。三七有止血化瘀，消肿定痛功能，使受伤局部的出血凝固，对已形成的血肿化瘀消散。木瓜有化湿之功，入厥阴肝经，可祛筋脉之湿，又能舒筋活络。川芎辛温气香，能通行气血，祛风止痛。土鳖虫咸寒，能入肝行血软坚，故有破癥结，消瘀血，通经续伤之效。自然铜有续筋接骨，散瘀治痛的作用。乳香、没药，能行血散瘀，通行经络，为治痛专药。牛膝味苦兼甘，善下行，通而能补，为补益肝肾、通利关节的要药。龙骨具有平肝潜阳，镇惊安神之功。当归可补血，活血，止痛。儿茶可定痛生肌，收敛止血。续断能补肝肾，续筋骨。综上所述，"三七散"有止血化瘀，舒筋活络，活血化瘀，行血软坚，消肿止痛的作用。

具体操作方法：

（1）取大小合适的棉纸或薄胶纸，用压舌板将所用的药物均匀地平摊于棉纸上，厚薄适中（摊药面积大于患处 1~2cm，摊药厚度 3mm）。

（2）将摊好药物的棉纸四周反折后敷于患处，以免药物受热溢出而污染衣被，加盖敷料或棉纸，以胶布或绷带固定，松紧适宜。

特色：三七散系平乐郭氏正骨的祖传秘方，曾记载于《平乐郭氏正骨法》，有止血化瘀，舒筋活络，活血化瘀，行血软坚，消肿止痛的作用。

附：

中药封包 1 号

适应证：用于外伤性疾病，如骨折及跌打损伤或慢性劳损、颈肩痛、腰腿痛、肩周炎、骨性关节炎等。

禁忌证：

（1）贴敷部位有皮肤创伤，皮肤溃疡，皮肤感染者。

（2）对敷贴药物或敷料成分过敏者。

（3）局部皮肤患有神经性皮炎等皮肤病患者。

中药封包 2 号

适应证：用于风湿痹痛（炎性病变）等疾病（属风湿痹痛寒热错杂型）。包括类风湿或风湿性关节炎、滑膜炎、肌筋膜炎、痛风性关节炎、腱鞘炎等。

禁忌证：

（1）贴敷部位有皮肤创伤，皮肤溃疡，皮肤感染者。

（2）对敷贴药物或敷料成分过敏者。

（3）局部皮肤患有神经性皮炎等皮肤病患者。

3. 展筋丹

药物组成：血竭，红花，乳香，麝香，樟脑等药材精制而成（图 2-1）。

适应证：适用于颈、肩、腰、腿、关节等局部痛点，配合应用平乐郭氏指揉法，临床效果明显。

具体操作方法：

（1）用治疗手指拇指蘸揉药少许，直接按压于患者的疼痛部位进行旋揉，力度由轻到重，并边揉边蘸药粉，直至药粉全部被吸收。

（2）直接取少量药粉，敷在纱布辅料上，用 75% 的医用酒精打湿，贴敷在患者经过旋揉的部位。

一般 10 天 1 个疗程，2~3 个疗程症状明显缓解。

特色：展筋丹系平乐郭氏正骨独创的一种特色疗法，以指揉药，用揉按手法，在患痛部位及患痛之相近关节揉按，可起到局部镇痛活血消肿和散移痛异之作用，可以活关节之强直，有荣肌展筋之作用。

禁忌证：

（1）对中药及胶布过敏者禁用。

（2）局部皮肤有红疹，破损，水泡等的患者禁用。

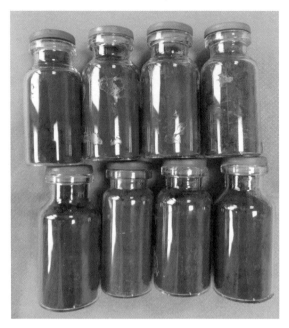

图 2-1　展筋丹

4．平乐熏药

药物组成：葛根，川芎，桂枝，独活，伸筋草，乳香，没药，川牛膝等。

适应证：颈肩腰腿痛和关节痛，如颈椎病、腰椎间盘突出症、骨性关节炎、风湿类关节痛等疾病。

特色：根据时令节气和南粤地域特征配伍药物，具有活血舒筋、化瘀止痛、透皮祛湿等作用。

禁忌证：

（1）饭前饭后半小时内和饥饿、过度疲劳时，不宜熏药。

（2）妇女妊娠及月经期、年龄过大或体质特别虚弱者不宜熏药。

（3）局部皮肤有红疹、破损、水泡等的患者不宜熏药。

（4）有出血倾向疾患不宜熏药。

（5）对中药过敏者不宜熏药。

（二）手法外治

1. 平乐颈椎推按正项法（图 2-2）

适应证：适合于各种类型的颈椎病（重症脊髓型颈椎病除外）。（图 2-2）

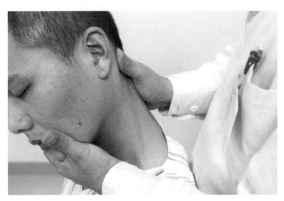

图 2-2　平乐颈椎推按正项法

操作方法：医生一手拇指指面按压在有后关节紊乱椎体的关节囊处，患者头颈前屈、侧屈、旋转到适合的角度，医生一手托患者下颌，将角度旋转至接近极限，另一手用寸劲抖动一下，可听到关节滑动声，即复位成功，左右各一次。

禁忌证：

（1）孕妇禁忌使用该手法。

（2）严重心血管疾患及骨关节结核、肿瘤患者。

（3）有颈椎滑脱及颈椎骨折者不宜用关节的复位手法。

（4）严重血液病患者或治疗部位皮肤有损伤、出血、浓肿者，仅用治疗手法。

（5）年老体弱者，骨质疏松及精神病患者。

2. 平乐腰椎推按及定点侧搬旋转复位法（图 2-3）

适应证：适用于各种急慢性腰腿痛。

操作方法：

（1）平乐腰椎推按法：患者取俯卧位，医生双手掌根部分别紧贴患者双侧髂后上嵴前缘骶脊肌，令其配合呼吸，呼气的同时医生掌根向前下方用力，吸气时收力。

（2）定点侧搬旋转复位法：触诊患者腰椎找出错位椎体，患者取侧卧位，健侧在下，患侧在上，在上肢体屈曲，利用杠杆原理，采用定点侧搬旋转复位法矫正错位之椎体。要点为错位的椎体正好为脊柱与屈曲患肢大腿力线的交叉点。

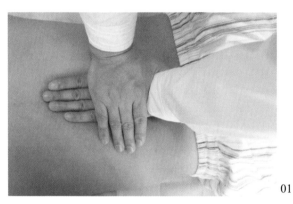

01

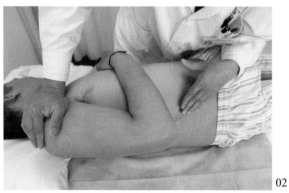

02

图2-3　平乐腰椎推按法

禁忌证：

（1）孕妇禁忌使用该手法。

（2）严重心血管疾患及骨关节结核、肿瘤患者。

（3）有腰椎峡部裂和椎体向前滑脱者不宜用关节的复位手法。

3. 平乐膝关节推按加中药熏洗（图 2-4）

适应证：各种膝关节疾患：髌骨软化症、膝关节骨性关节炎等。

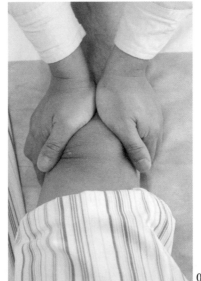

01

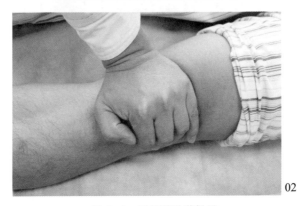

02

图 2-4　平乐膝关节推按

平乐膝关节推按操作方法：医生双手掌贴紧膝关节两侧滑推，手法宜由轻到重，再由重到轻，以增强镇痛作用。医生用掌心握住髌骨向四周推拉，然后将髌骨向股骨髁软骨面上轻轻按压和摩擦，以增加髌骨活动度，时间约为 3~5 分钟。

禁忌证：

（1）膝关节红肿热痛者。

（2）创伤性滑膜炎。

（3）局部皮肤红疹、破损。

（4）中药过敏者。

（5）急性损伤。

（三）平乐综合外治法

1. 平乐颈椎牵引（图 2-5~6）

适应证：颈椎病，年龄 18 岁以上。

操作方法：患者取平卧位。牵引治疗床用特制的牵引带和装置，对人体颈椎进行牵拉练习。目的是增大椎体间隙和椎间孔，解除神经根的压迫和椎动脉的扭曲，缓解肌肉痉挛。

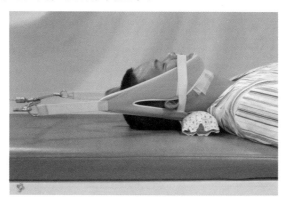

图 2-5　颈椎牵引

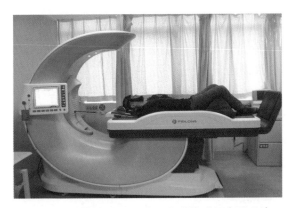

图 2-6　颈椎太空舱 – 非手术脊柱减压牵引系统

禁忌证：

（1）渐进的症状较重的脊髓型颈椎病。

（2）在神经根水肿阶段（牵后水肿加重，症状加重）。

（3）颈部手术后、颈椎结核、肿瘤及各类颈椎骨折脱位。

（4）椎管狭窄严重、重度骨质疏松症。

（5）颈部皮肤损伤。

（6）较严重的高血压、心脏病以及其他疾病（颌面、头颅、呼吸等）不能适应牵引的。

（7）有出血倾向的疾病。

2．平乐腰椎牵引（图 2-7~8）

适应证：腰椎间盘突出症，尤其造成脊神经损害者；腰椎退行性疾患；腰椎小关节功能障碍、腰椎肌肉疼痛导致的痉挛或紧张等。

操作方法：患者取平卧位。牵引治疗床用特制的牵引带和装置，固定胸骨及骨盆，对人体腰椎进行牵拉练习。目的是增大椎体间隙和椎间孔，解除神经根的压迫和椎动脉的扭曲，缓解肌肉痉挛。

禁忌证：

（1）在神经根水肿阶段（牵引后水肿加重，症状加重）。

（2）腰椎结核、肿瘤。

（3）孕妇。

（4）椎管狭窄严重患者。

（5）腰部皮肤损伤。

（6）椎弓根崩裂。

（7）各类腰椎骨折脱位。

（8）较严重的高血压、心脏病。

（9）重度骨质疏松症。

（10）有出血倾向的疾病。

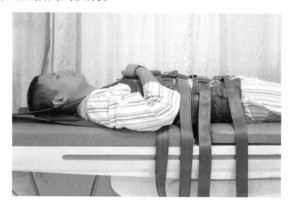

图 2-7　腰椎牵引

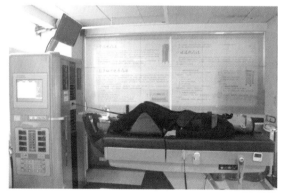

图 2-8　腰椎太空舱－非手术脊柱减压牵引系统

3. 拔罐（图 2-9）

适应证：落枕、颈椎病、腰椎间盘突出症、腰椎管狭窄症、腰肌劳损、急性腰扭伤、肩关节周围炎、颈肩肌筋膜炎、肱骨外上髁炎、坐骨神经痛、股外侧皮神经炎、肋软骨炎、肋间神经痛、类风湿骨关节炎等。

操作方法：拔罐疗法（俗称"拔火罐"）是以罐为工具，利用燃烧、挤压等方法排除罐内空气，造成负压，使罐吸附于体表特定拔火罐部位（患处、穴位），产生广泛刺激，形成局部充血或瘀血现象，而达到防病治病、强壮身体目的的一种治疗方法。

禁忌证：

（1）高热抽搐、癫狂疾病患者。

（2）皮肤过敏或溃疡破损处。

（3）水肿及大血管处，孕妇的腹部、腰骶部。

（4）糖尿病患者有肢体缺血或软组织感染倾向者。

（5）有严重心脑疾患或脏器衰竭者。

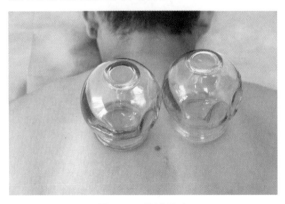

图 2-9　拔罐治疗

4. 刺络拔罐

适应证：落枕、颈椎病、腰椎间盘突出症、腰椎管狭窄症、腰肌劳损、急性腰扭伤、肩关节周围炎、颈肩肌筋膜炎、肱骨外上髁炎、坐骨神经痛、股外侧皮神经炎、肋软骨炎、肋间神经痛、类风湿骨关节炎等。

操作方法：选定治疗部位后，用 75% 酒精棉球消毒皮肤，先用梅花针、三棱针快速点刺局部，以皮肤红润稍有渗血为好。将火罐或气罐迅速拔在刺血部位，火罐吸着后，留置时精心观察出血多少决定拔罐的时间。一般每次留罐 10 分钟左右。起罐后，用消毒纱布擦净血迹。

注意事项：

（1）严格无菌操作，防止局部感染。

（2）体位须适当，局部皮肉如有皱纹、松弛、疤痕凸凹不平及体位移动等，火罐易脱落。

（3）根据不同的部位，选用大小合适的罐，应用闪火法时，棉花球的酒精不要太多，以免酒精滴下烧伤皮肤。

（4）心力衰竭、恶性肿瘤、精神病患者，孕妇，虚证、血液病患者不宜使用本疗法。

（5）局部皮肤有创伤及溃疡者，不宜使用本疗法。

5. 艾条灸　艾条灸是指将艾条点燃后置于腧穴或病变部位上进行熏灼的艾灸方法，一般分为悬起灸和实按灸两大类（图 2-10）。常用的方法为悬起灸，悬起灸是将艾条悬放在距离穴位一定高度上进行熏烤，而不使艾条点燃端直接接触皮肤，一般用无药艾条，有时也可用药物艾条进行熏灸。

适应证：颈椎病、急慢性腰腿痛、狭窄性腱鞘炎、肱骨外上髁炎、骨关节炎、肩周炎等。

禁忌证：

（1）颜面部、心前区、大血管和关节活动处不可用瘢痕灸。

（2）禁灸和慎灸的穴位：睛明、丝竹空、瞳子髎、人迎、经渠、委中等。

（3）妇女妊娠期、腰骶部和少腹部不宜用瘢痕灸。

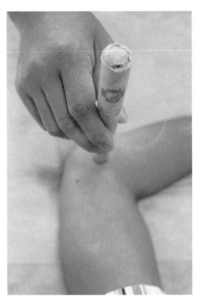

图 2-10　艾条灸

（4）对外感热病、阴虚内热、阴液不足及邪热炽盛的患者，一般不宜施灸。

（5）患者过劳、过饱、过饥、大渴、大惊、大恐、大怒之时禁灸。

6. 刮痧　刮痧是以中医经络腧穴理论为指导，通过特制的刮痧器具（常用刮痧板）和相应的手法，蘸取一定的介质，在体表进行反复刮动、摩擦，使皮肤局部出现红色粟粒状，或暗红色出血点等"出痧"变化，从而达到活血透痧的作用（图 2-11）。

适应证：

（1）以疼痛为主的各种外科病症，如急性腰扭伤等。

（2）感受风寒湿邪导致的各种软组织疼痛。

（3）各种骨关节疾病，坐骨神经痛，肩周炎，落枕，慢性腰痛，风湿性关节炎，类风湿关节炎，颈椎、腰椎、膝关节骨质增生，股骨头坏死等。

（4）保健：预防疾病、病后恢复、强身健体等。

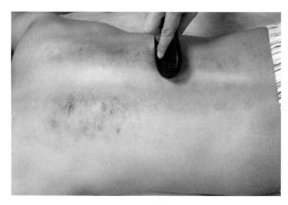

图 2-11　刮痧治疗

禁忌证：

（1）孕妇的腹部、腰骶部，妇女的乳头禁止刮痧。

（2）白血病，血小板减少者慎用。

（3）心脏病出现心力衰竭者，肾功能衰竭者，肝硬化腹水、全身重度浮肿者禁止刮痧。

（4）凡刮治部位的皮肤有溃烂、损伤、炎症都不宜刮痧，大病初愈、重病、气虚血亏及饱食、饥饿状态下也不宜刮痧。

（5）小儿囟门未闭合者禁止刮痧。

（6）眼睛、口唇、舌体、耳孔、鼻孔、乳头、肚脐等部位禁止刮痧。

（7）精神病患者禁用刮痧法。

7. 电针技术　电针技术是用针刺入腧穴得气后，在针上通以（感应）人体生物电的微量电流波（分为连续波、断续波），以刺激穴位，治疗疾病的一种疗法。其具有调整人体功能，加强止痛、镇痛，促进气血循环，调整肌张力等作用（图 2-12）。

适应证：用于神经反应敏感性疾病，如各种关节疼痛及炎症；亦用于肠胃神经功能减退性疾病。

注意事项：

（1）电针仪在使用前须检查性能是否良好。如电流输出时断时续，须注意导线接触是否良好，应检修后再用。

（2）调节电流量时，应逐渐从小到大，切勿突然增强，防止引起肌肉强烈收缩，患者不能忍受，或造成弯针、断针、晕针等意外。

（3）有心脏病者，避免电流回路通过心脏。

（4）近延髓和脊髓部位使用电针时，电流输出量宜小，切勿通电过大，以免发生意外。

（5）孕妇慎用。

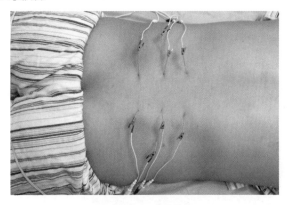

图 2-12　电针技术

8. 小针刀治疗　小针刀是由金属材料做成的形状似针又似刀的一种针灸用具。小针刀疗法是一种介于手术方法和非手术方法之间的闭合性松解术，是在切开性手术方法的基础上结合针刺方法形成的。小针刀疗法操作的特点是在治疗部位刺入深部到病变处进行轻松地切割，剥离有害组织，以达到止痛祛病的目的（图 2-13）。

适应证：

（1）头颈部：颈椎病、颈椎术后综合征等。

（2）腰背部：腰椎间盘突出症、腰椎管狭窄症、腰椎骨性关节炎、第三腰椎横突综合征、臀上皮神经损伤、腰椎棘上韧带损伤等。

（3）上肢：肩周炎、冈上肌腱炎、肱骨外上髁炎、屈指肌腱狭窄性腱鞘炎、桡骨茎突狭窄性腱鞘炎、滑囊炎等。

（4）下肢：膝关节骨关节病、跟痛症（跟骨骨刺、滑囊炎）等。

禁忌证：

（1）患有严重内科疾病者，如中风早期，严重心、肝、肾功能不全，全身感染性疾病。

（2）血液病，如血友病等。

（3）严重糖尿病。

（4）施术部位有皮肤病或局部感染者。

（5）怀孕患者。

（6）肿瘤、结核、骨髓炎等。

（7）精神疾病患者，不能配合治疗。

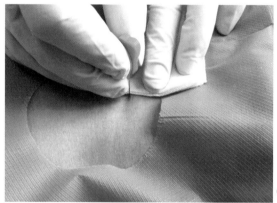

01

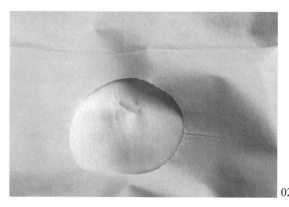

02

图 2-13 小针刀治疗

9. 银质针疗法 银质针疗法主要针对病程较长的慢性软组织疼痛，经其他治疗方法效果不佳且伴有局部软组织僵硬劳损的病症，通过银质针的透热治疗，可以很好地改善局部循环、松解肌肉、解除神经压迫，达到长期治愈的效果（图2-14）。目前，银质针可分为粗银针、内热针、细银针等多种类型。

适应证：诊断为椎管外软组织损害性疼痛疾病，如腰椎间盘突出症、颈椎病、筋膜炎、膝关节炎等。

禁忌证：

（1）严重心脑血管病及脏器功能衰竭者。

（2）妊娠、癫痫及精神病患者。

（3）血小板减少等血液疾病或有出血倾向者。

（4）局部皮肤过敏或感染性疾病以及发热者。

（5）其他不适合以及不能配合者。

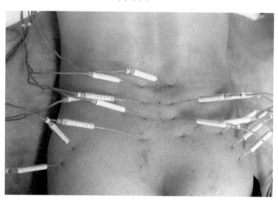

图2-14 银质针疗法

10. 三棱针技术 三棱针是用于点刺放血的针具，用它刺破患者身体上的一定穴位或浅表血络，放出少量血液，以治疗疾病的方法称刺络法，亦称为"刺血络"。三棱针放血分为点刺法、散刺法和挑刺法三种。

适应证：用于治疗小儿高热、腹泻，一些瘀症和寒症，痹者，痿症，血栓，青少年痤疮，银屑病，湿疹等。

禁忌证：

（1）严重心脑血管病及脏器功能衰竭者。

（2）妊娠、癫痫及精神病患者。

（3）血小板减少等血液疾病或有出血倾向者。

（4）局部皮肤过敏或感染性疾病以及发热者。

（5）其他不适合以及不能配合者。

11. 梅花针刺法　梅花针是祖国针灸医学的一部分，对很多疾病具有独特的疗效。梅花针属于丛针浅刺法，是集合多支短针浅刺人体一定部位和穴位的一种针刺方法，是我国古代"半刺"、"浮刺"、"毛刺"等针法的发展，临床应用极为广泛（图2-15）。

适应证：带状疱疹、痛风、胃及十二指肠溃疡等。

禁忌证：

（1）严重心脑血管病及脏器功能衰竭者。

（2）妊娠、癫痫及精神病患者。

（3）血小板减少等血液疾病或有出血倾向者。

（4）局部皮肤过敏或感染性疾病以及发热者。

（5）其他不适合以及不能配合者。

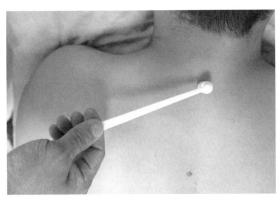

图2-15　梅花针刺法

12. 火针技术　火针法是将特制的金属粗针，用火烧红后刺入一定部位以治疗疾病的方法（图2-16）。具有温经散寒，通经活络的作用，临床常用于治疗风寒湿痹、痛疽、瘰疬及某些皮肤病等疾病。

适应证：目前火针用得较多的病症为：风湿痛、淋巴结核、象皮肿、神经性皮炎、痣、疣等。

禁忌证：

（1）严重心脑血管病及脏器功能衰竭者。

（2）妊娠、癫痫及精神病患者。

（3）血小板减少等血液疾病或有出血倾向者。

（4）局部皮肤过敏或感染性疾病以及发热者。

（5）其他不适合以及不能配合者。

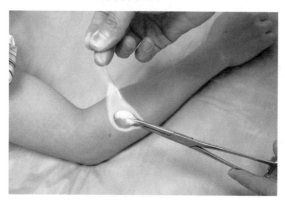

图2-16　火针技术

13. 温针灸技术　温针灸是针刺与艾灸相结合的一种方法。即在留针过程中，将艾绒搓团捻裹于针柄上点燃，通过针体将热力传入穴位，每次燃烧枣核大艾团1~3团（图2-17）。本法具有温通经脉、行气活血的作用，适用于寒盛湿重，经络壅滞之证，如关节痹痛、肌肤不仁等。

适应证：风寒湿痹症、骨质增生、腰腿痛、冠心病、高脂血症、痛风、胃脘痛、腹痛、腹泻、关节痛等。

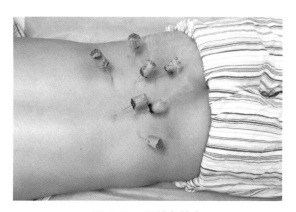

图 2-17 温针灸技术

禁忌证：

（1）严重心脑血管病及脏器功能衰竭者。

（2）妊娠、癫痫及精神病患者。

（3）血小板减少等血液疾病或有出血倾向者。

（4）局部皮肤过敏或感染性疾病以及发热者。

（5）其他不适合以及不能配合者。

14. 腹针疗法技术　腹针疗法是通过针刺腹部特定穴位治疗全身疾病的一种针刺方法。该疗法根据以神阙穴为中心的腹部先天经络系统理论，寻找与全身部位相关的反应点，并对其进行相应的轻微刺激，从而达到治疗疾病的目的。临床主要适用于神经系统和运动系统疾病。

适应证：用于神经反应敏感性疾病，如各种关节疼痛及炎症；亦用于肠胃神经功能减退性疾病，胃脘痛、腹痛、腹泻、关节痛等。

禁忌证：

（1）严重心脑血管病及脏器功能衰竭者。

（2）妊娠、癫痫及精神病患者。

（3）血小板减少等血液疾病或有出血倾向者。

（4）局部皮肤过敏或感染性疾病以及发热者。

（5）其他不适合以及不能配合者。

三、物理疗法

1. 超激光疼痛治疗仪　通过照射神经节、神经干、神经丛、痛点和穴位，利用光作用于人体而产生的光电、光磁、光化学、光免疫及光酶等作用，对人体炎症性、神经性和创伤性疼痛进行有效治疗（图2-18）。该仪器治疗无痛苦、无创伤、无副作用，有效调节机体功能，可替代星状神经节阻滞，操作方便、疗效显著。

适应证：三叉神经痛、带状疱疹后神经痛、术后疼痛、各种慢性肌肉痛和关节痛、神经痛、肌腱炎、腱鞘炎、关节炎、变型性关节炎、风湿性关节炎、跟腱周围炎、肱骨外上髁炎等。

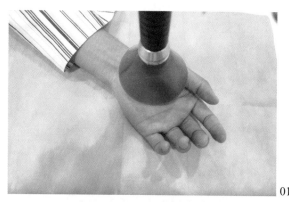
01

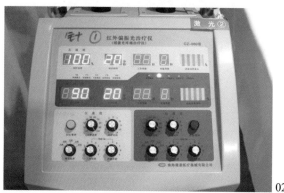
02

图2-18　超激光疼痛治疗仪

禁忌证：急性化脓性炎症、出血倾向、恶性肿瘤、血栓性静脉炎、活动性肺结核、置有心脏起搏器者、孕妇、局部金属异物、心前区、孕妇下腹部、对电流不能耐受者。

2. 光子治疗仪　主要由光源系统、显示屏、升降装置、冷却装置、控制电路及控制系统组成，能够消炎、镇痛，对体表创面有止渗液、促进肉芽组织生长、加速愈合的作用（图 2-19）。

适应证：

（1）对疖、痈、带状疱疹、乳腺炎、软组织损伤等有消炎止痛作用；

（2）对溃疡、褥疮等有促进创面愈合作用。

禁忌证：急性化脓性炎症、出血倾向、恶性肿瘤、血栓性静脉炎、活动性肺结核、置有心脏起搏器者、孕妇、局部金属异物、心区、孕妇下腹部、对电流不能耐受者。

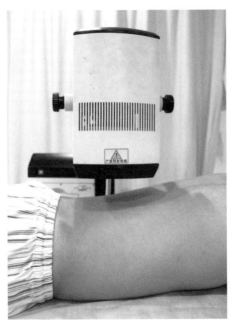

图 2-19　光子治疗仪

3. 电脑中频治疗仪 电脑中频治疗仪是用于康复理疗保健的一种先进医疗设备，采用微电脑控制技术，由中、大规模集成电路组成，设有 8 路可同步和异步的输出通道，4 路热电输出通道，2 路干扰电通道，2 路离子导入通道（图 2-20）。

适应证：

（1）对网球肘、盆腔炎、附件炎、慢性咽炎、掼伤、挫伤、肌纤维织炎、肌肉劳损、肩关节周围炎、颈椎病、腰椎间盘突出症、坐骨神经痛、肱骨外上髁炎、狭窄性腱鞘炎、退行性骨性关节病、关节纤维性挛缩、风湿性关节炎、类风湿性关节炎、软组织损伤等具有消炎镇痛，促进血液循环的作用。

（2）对周围神经损伤、神经损伤、废用性肌萎缩、部分失神经肌肉的恢复等具有锻炼肌肉的作用。

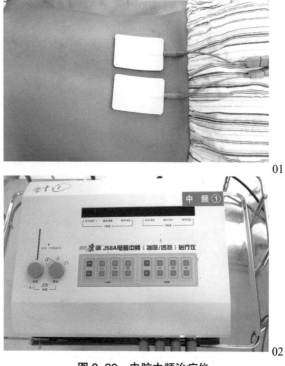

图 2-20　电脑中频治疗仪

禁忌证：急性化脓性炎症、出血倾向、恶性肿瘤、血栓性静脉炎、活动性肺结核、置有心脏起搏器者、孕妇、局部金属异物、心区、孕妇下腹部、对电流不能耐受者。

4. 神经肌肉电刺激仪（低频） 利用电磁波的较低频段进行医疗保健，具有自动变频的脉冲电压，能够穿透组织深处进行浅部和深部病灶的治疗。具有疏通经络、活血化瘀、止痛、舒筋、调五脏六腑、平衡阴阳的作用（图 2-21）。

适应证：适用于部分失神经、完全失神经的治疗。

禁忌证：

（1）肌萎缩侧索硬化的患者。

（2）多发性硬化症的病理进展恶化期。

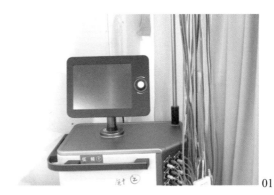
01

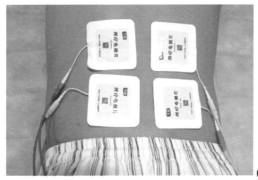
02

图 2-21 神经肌肉电刺激仪

（3）带有心脏起搏器者。

（4）恶性肿瘤。

（5）结核病灶。

（6）孕妇的下腹部。

（7）急性化脓性炎症部位。

（8）出血部位。

（9）血栓性静脉炎。

（10）破伤风。

（11）治疗部位有较大的金属异物。

5．干扰电治疗仪　干扰电疗法将选好的两组电极妥善固定于治疗部位，并使两组电流交叉在病灶处（图 2-22）。

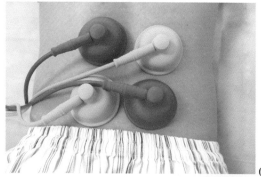

01

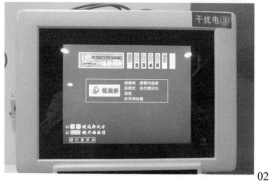

02

图 2-22　干扰电治疗仪

适应证：适用于扭挫伤、软组织劳损、肩关节周围炎、颈椎病、腰椎病、腰椎间盘突出症、骨性关节炎。

禁忌证：对急性脑出血患者，极度衰弱及高热患者，体内植入心脏起搏器者；精神病及传染病患者，治疗部位有伤口、感染或严重皮肤病患者；有出血性疾病者及妊娠妇女忌用。

6. 超声脉冲电导治疗仪　将超声、电疗、热疗、灸疗、穴位治疗、负压拔罐等作用于一体，可以软化组织、增强药物渗透、促进炎症吸收，具有疏通经络、活血化瘀、促进血液循环、改善营养供给、激发受损组织再生、增强机体免疫功能等作用，使药物经过完整的皮肤进入体内而发挥局部和全身治疗作用（图 2-23）。

适应证：颈椎病、腰椎间盘突出症、臂丛神经痛、手脚麻木痹症、腰肌劳损、关节扭伤、风湿类风湿性关节炎、腰酸腿疼、肩周炎、骨质增生、骨关节炎、坐骨神经痛等疾病。

禁忌证：

（1）年龄小于 6 个月的小儿。

（2）活动性肺结核，严重支气管扩张。

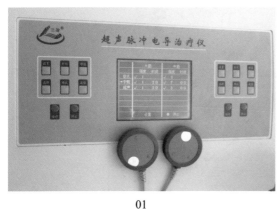
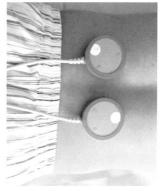

01　　　　　　　　　　　　　02

图 2-23　超声脉冲电导治疗仪

（3）脑血管病非稳定期或血压过高（> 200/100mmHg）的患者。

（4）孕妇、严重脑水肿、颅内高压、化脓性炎症、恶性肿瘤。

（5）合并心、肝、肾、造血系统和内分泌系统等严重原发性疾。

（6）出血倾向，消化道大面积溃疡，血栓性静脉炎。

（7）安装心脏起搏器的患者。

（8）X 射线、镭以及同位素治疗期间。

7. 微波多功能治疗仪　微波多功能治疗仪是利用微波能量局部加热治疗多种疾病的一种新型医疗仪器，利用微波能量可以活血、消炎、止痛，对多种炎性疾病进行有效治疗（图 2-24）。

适应证：关节炎、肩周炎、扭挫伤、腰肌劳损、皮肤溃烂等。

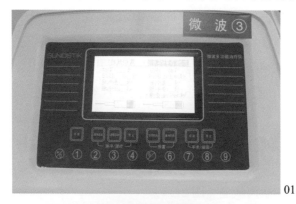

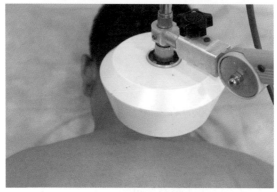

图 2-24　微波多功能治疗仪

禁忌证：

（1）活动性肺结核、发热、出血性疾病、体内植入心脏起搏器的患者、治疗部位有金属异物、尚无排脓通路的脓肿，属绝对禁忌范围。

（2）心脏患者的心脏和胸部忌用Ⅲ、Ⅳ级剂量。

（3）有生殖器结核的妇女的下腹部属相对禁忌范围。

（4）急性神经炎、神经痛剂量不能大于Ⅰ级，时间不宜超过两分钟。

（5）动脉阻塞性疾病一般只能在相应阶段上进行治疗或利用交互或交感行血管反应来进行治疗。

（6）禁止直接用微波辐射器辐射眼睛、脑、睾丸。

（7）患者体内有金属植入物，一般不可以治疗，除非有专门医嘱也只能用很小剂量，以免造成金属近旁组织的灼伤。

（8）对于温度感觉迟钝或丧失者，请勿接受微波理疗。

（9）对于其接受治疗部位热敏感性差的患者，通常不应用微波疗法。

（10）植入心脏起搏器或心脏电极的患者不能接受治疗，也不能靠近工作中的设备。

8. 磁振热治疗仪　磁振热治疗仪是采用交变磁场、生物磁振、温热三种物理因子相结合的同步物理治疗仪。能起到祛肿、镇痛、消炎的作用，解除疲劳和肌肉酸痛（图 2-25）。

适应证：适用于慢性软组织损伤和颈肩腰腿痛（颈椎病、腰椎间盘突出症、关节痛、肩关节炎、风湿性关节炎、内风湿性关节炎、骨性关节炎）的辅助治疗。

禁忌证：

（1）有出血倾向，严重的心、肺及肾脏疾病，高热，恶性肿瘤晚期及恶病质患者。

（2）各种外伤急性期；围手术期。

（3）各种感染和非特异性感染病灶。

（4）金属内固定患者。

（5）孕妇。

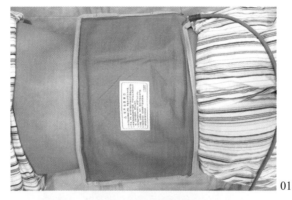

01

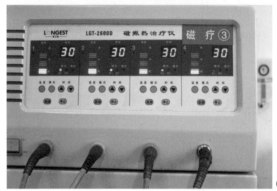

02

图 2-25 磁振热治疗仪

9. 冲击波治疗仪 冲击波作为一种介于保守疗法和手术疗法之间的新型治疗方式被运用到骨科及康复理疗领域，技术日益完善，应用范围也逐渐扩大（图 2-26）。

适应证：

（1）经典适应证：跟腱炎、跟痛症、足底筋膜炎、踝关节扭伤、髌骨软化症、网球肘、高尔夫球肘、桡骨茎突炎、腱鞘炎、腱鞘囊肿、肩关节周围炎、颈椎病、肩胛背肌筋膜炎、腰臀肌筋膜炎、椎体棘上韧带炎、术后肌腱粘连等。

（2）其他领域中的适应证：骨不连（增生型或萎缩型）、股骨头缺血性坏死、糖尿病足、褥疮、伤口愈合、烧伤、美容医学、神经康复医学等。

禁忌证：妊娠、血栓症、血凝固紊乱（血友病）、肿瘤疾病、急性炎症、目标治疗区脓肿、抗凝血剂使用者特别是苯丙香豆素（维生素 K 拮抗剂）、有多发性神经病的糖尿病、可的松治疗结束六周前、风湿性疾病。

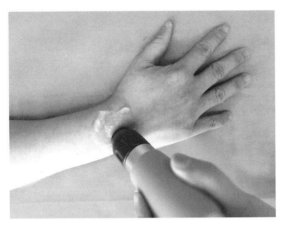

图 2-26　冲击波治疗仪

第三章

骨伤科疼痛管理中的常用镇痛药物

一、常用药物

1. 对乙酰氨基酚 可抑制中枢神经系统合成前列腺素，产生解热镇痛作用，不良反应小，过量可引起肝损害，主要用于轻、中度疼痛。

2. NSAIDs 可分为传统非选择性 NSAIDs 和选择性 COX-2 抑制剂，用于轻、中度疼痛或重度疼痛的协同治疗。应注意避免同时使用两种或两种以上 NSAIDs。老年人宜选用肝、肾、胃肠道安全性记录好的 NSAIDs 药物。

3. 阿片类镇痛药 主要通过作用于中枢或外周的阿片类受体发挥镇痛作用，包括可待因、曲马多、羟考酮、吗啡、芬太尼等。阿片类镇痛药最常见的不良反应包括恶心、呕吐、便秘、嗜睡及过度镇静、呼吸抑制等。

4. 复方镇痛药 由两个或多个不同作用机制的镇痛药物组成，已达到协同镇痛作用。目前，常用的复方镇痛药有对乙酰氨基酚加羟考酮等。

5. 封闭疗法 是将一定浓度和数量的类固醇激素注射液和局部麻醉药注射到病变区域，如关节、筋膜等。

6. 辅助药物 包括镇静药、抗抑郁药、抗焦虑药、肌松药等。

二、给药途径

1. 口服给药法 口服给药方便、易行，患者易于接受，但疗效随胃肠功能的影响变异较大，且起效慢。

2. 肌内注射给药 肌内注射是临床上最常见的给药方法，适用于手后中、重度疼痛的患者。局限性为注射部位疼痛、镇痛作用短暂、需反复注射等。

3. 经皮下注射给药 优点是操作方便易行、药物的生物利用度高、镇痛作用产生快。适用于各种术后疼痛的患者，特别是胸外科和骨科等大手术后患者的疼痛治疗。其局限性为局部易行成肿块、出现感染等。

4. 恒速静脉输液泵 根据疼痛强度的变化，调节输液泵药物的输入速度，使血药浓度保持在恒定水平，从而达到最佳止痛效果。研究表明，持续缓慢静脉滴注的止痛效果明显优于肌内注射，具有使用剂量小，但能长时间缓解疼痛的特点。

5. 贴剂 又称药物透皮吸收给药系统。具有以下优点：

①保持血药水平稳定在治疗有效浓度范围内。

②避免了胃肠道及肝的首过效应，透皮给药比口服给药更稳定地直接进入血流。

③改善患者的适应性，不必频繁给药。

④提高安全性，如出现不良反应，易将贴剂移去。

6. 患者自控镇痛（patient-controlled analgesia, PCA） PCA 是一种新型止痛技术，即患者根据疼痛需要自我控制给药时机和剂量，来达到自我控制镇痛的目的，包括静脉 PCA（PCIA）、硬膜外 PCA（PCEA）、皮下 PCA（PCSA）、周围神经 PCA（PCNA）。PCA 给药准确性高，维持血药浓度稳定，方便快捷，反应迅速，减少护士的工作量及避免患者反复肌内注射的痛苦。

（1）PCIA：常用药物已阿片类药物（如芬太尼）为主，亦可与非甾体类消炎药联合应用，减少阿片类药物用量及阿片类药物的副作用。

（2）PCEA：用于 PCEA 的药物很多，包括阿片类药物、非阿片类药物、局麻药和一些辅助药物等。经过长期临床研究证实，有确切镇痛效应的药物是阿片类药物和局麻药。

（3）PCSA：常用药物为阿片类药物。镇痛药液中加入局麻药如利多卡因，不仅可以防止发生局部刺激症状，还可以促进药物吸收和抗炎作用。

（4）PCNA：通过外周神经鞘置管（臂丛鞘、骨神经鞘、腰神经丛和坐骨神经鞘）连续给予局部神经药物镇痛。其优点是安全性大、镇痛效果确切、对机体副作用小，并且在提供满意镇痛的同时，可避免阿片类药物使用及不良反应。常用长效局部麻醉药物（如丁哌卡因、罗哌卡因、左旋丁哌卡因等），加入辅助药物可以减少局麻药用量，减轻对运动和感觉阻滞的程度，改善镇痛质量等，如肾上腺素、可乐定、阿片类药物等。

三、用药原则

1. 无创给药　在可能的情况下，尽量口服给药。口服给药经济、方便、副作用小，不会给患者带来额外痛苦，是一种简单、科学的给药方法。

2. 按时给药　根据药物的作用时间及患者的疼痛程度决定给药时间间隔，有规律地按时给药，让疼痛持续缓解。不主张按需给药，除非疼痛是周期性地或是不可预测（无规律）地发作。

3. 超前镇痛　超前镇痛是防止中枢敏感化形成的一种抗伤害方法。术前应用镇痛药，能减轻术后镇痛，并可减少术后镇痛药的用量，延长镇痛时间。

4. 按阶梯给药　根据疼痛程度和病情需要，按阶梯由弱到强逐步选择不同强度的镇痛药。首先选用非阿片类药物，若达不到止痛效果，应加用弱阿片类药物；如果弱阿片类药物与非阿片类药物联合使用仍达不到止痛时，则选用强阿片类药物。

5. 用药个体化　根据不同个体对药物敏感度的差异、既往使用镇痛药的情况及药物的药理特点来确定药物种类和剂量。同时，要定期评估患者的疼痛程度和用药反应，及时调整用药剂量。

6. 监护用药　医护人员要认真观察患者用药后的疗效和反应，监护用药过程，密切注意治疗细节。对于止痛效果不理想或出现不良反应时，要查找、分析原因，及时采取有力措施，以取得最佳疗效。

四、我院常用镇痛药物

（一）常用镇痛药物

见下表。

表 3-1　常用镇痛药物一览表

排序	药品名称	规格	镇痛机理	类别
1	萘普生钠氯化钠注射液	2mL：100mL	非甾体类抗炎药	普通
2	酮洛芬凝胶（锐迈）	30g	非甾体类抗炎药	普通
3	酮咯酸氨丁三醇	1mL：30mg	非甾体类抗炎药	普通
4	双氯芬酸钠肠溶胶囊（戴芬）	75mg*10 粒	非甾体类抗炎药	普通
5	氟比洛芬酯注射液	5mL：50mg	非甾体类抗炎药	普通
6	氟比洛芬凝胶膏	12g：40mg	非甾体类抗炎药	普通
7	注射用氯诺昔康	8mg	非甾体类抗炎药	普通
8	双氯芬酸二乙胺乳膏（扶他林）	20g	非甾体类抗炎药	普通
9	塞来昔布（西乐葆）	200mg*20 粒	非甾体类抗炎药	普通
10	复方氯唑沙宗片	24 片	非甾体类抗炎药	普通
11	注射用帕瑞昔布钠	40mg	非甾体类抗炎药	普通
12	氨芬曲马多片	37.5mg*10 片	非阿片类中枢镇痛药	普通
13	曲马多缓释片	100mg*10 片	非阿片类中枢镇痛药	普通

续表

排序	药品名称	规格	镇痛机理	类别
14	曲马多注射液	2mL：100mg	非阿片类中枢镇痛药	普通
15	罗通定（四氢帕马丁）	2mL：60mg	非阿片类中枢镇痛药	普通
16	氯胺酮注射液	2mL：0.1g	非阿片类中枢镇痛药	第一类精神药品
17	地佐辛注射液	1mL：5mg	阿片类镇痛药	普通
18	盐酸羟考酮注射液	1mL*5 支	阿片类中枢镇痛药	麻醉药
19	瑞芬太尼	1mL	阿片类中枢镇痛药	麻醉药
20	枸橼酸舒芬太尼	1mL	阿片类中枢镇痛药	麻醉药
21	芬太尼注射液	2mL：0.1mg	阿片类中枢镇痛药	麻醉药
22	哌替啶（杜冷丁）	1mL：50mg	阿片受体激动剂	麻醉药
23	吗啡	1mL：10mg	阿片受体激动剂	麻醉药
24	复方氨林巴比妥注射液（安痛定）	2mL：0.1g	复方镇痛	普通
25	洛芬待因缓释片	0.2g*10	复方镇痛	普通
26	复方利多卡因乳膏	10g	局麻镇痛	普通
27	注射用丁卡因	50mg	局麻药	普通
28	普鲁卡因注射液	100mL：1.0g	局麻药	普通
29	布比卡因注射液	5mL：25mg	局麻药	普通
30	利多卡因	5mL 10mL 20mL	局麻药	普通
31	罗哌卡因	0.75% 10mL 1%*10mL	局麻药	普通
32	消肿止痛酊	33mL	中成药	普通
33	复方南星止痛膏	3 贴 *2 袋	中成药	普通
34	跌打镇痛膏（701）	4 贴	中成药	普通
35	根痛平胶囊	0.5g*30 粒	中成药	普通

排序	药品名称	规格	镇痛机理	类别
36	腰痹通胶囊	0.42g*50 粒	中成药	普通
37	14 种平乐验方制剂	详见第二章		

（二）临床常见的镇痛药物不良反应及护理对策

1. 便秘　与镇痛药物抑制肠蠕动、患者饮食习惯改变、活动减少有关。

护理措施包括：

①增加水分和高纤维素饮食的摄入，鼓励患者多饮水。

②适当加强运动。

③养成良好的排便习惯，如有便意应立即排便。

④对已发生的便秘，可根据严重程度，遵医嘱采取相应措施。

2. 恶心、呕吐　为患者提供安静、舒适、光线适宜的环境。轻度恶心可采用甲氧氯普胺进行治疗，重度恶心、呕吐可根据患者的情况采用止吐药物治疗。

3. 嗜睡　患者多在疼痛得到缓解后出现嗜睡，症状多可自行消失。护理人员应注意评估患者嗜睡持续的时间，如持续时间过长，应通知医生，积极发现有无导致嗜睡的其他原因，积极配合医生进行处理。

4. 眩晕　对于眩晕患者，应注意保护患者的安全。对轻度眩晕者，护士协助其在原地休息后可缓解。对中重度眩晕的患者，应减少镇痛药物的剂量，并采取药物进行对症治疗。

5. 皮肤瘙痒　积极配合医生寻找皮肤瘙痒的病因。注意皮肤的护理，避免搔抓，或自行使用外用药物。根据医嘱予以停药或应用局部外用药，鼓励患者多饮水。

6. 呼吸抑制　在使用镇痛药物前后对患者做出正确的评估。用药时考虑到患者的年龄、肝肾功能，对于老年患者、肝肾功能差的患者，应注意减少剂量，并严格遵循药物的使用方法。发生呼吸抑制后，应立即给予吸氧，必要时予以气管插管，同时给予心电监护，监测生命体征。积极配合医生予以抢救。

7. 躯体依赖性　为长期服用阿片类药物后产生，表现为耐受性和突然中断用药时出现戒断症状。疼痛患者对阿片类药物产生躯体依赖性是患者的正常反应，不影响继续合理使用阿片类止痛药。

第四章

骨伤科疼痛评估

一、"平乐痛尺"与疼痛评估工具的选择

1. 3岁及以上患者　用数字评分法（NRS），以0~10的数字代表不同程度的疼痛，0为无痛，10为最剧烈疼痛，如"平乐痛尺"（版权登记号：国作登字 -2016-L-00281046）（见图4-1）。

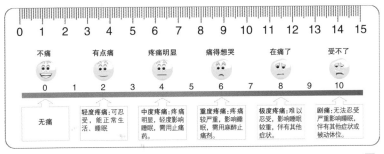

正面

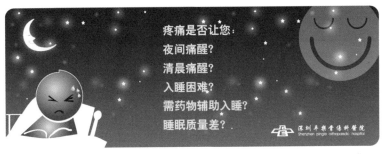

背面

图4-1　平乐痛尺

2. 婴儿和儿童（2个月至7岁）、昏迷等意识障碍患者　可使用 FLACC 量表，满分10分，见表4-1。

表 4-1　FLACC 量表

项目/分值	0	1	2
面部表情 Face	无特定表情或笑容	偶尔面部扭曲或皱眉	持续颤抖下巴，紧缩下颚，紧皱眉头
腿部活动 Leges	正常体位或放松状态	不适，无法休息，肌肉或神经紧张，肢体间断弯曲/伸展	踢或拉直腿，高张力，多大肢体弯曲/伸展，发抖
体位 Activity	安静平躺，正常体位，可顺利移动	急促不安，来回移动，紧张，移动犹豫	卷曲或痉挛，来回摆动，头部左右摇动，揉搓身体某部分
哭闹 Cry	不哭不闹	呻吟或啜泣，偶尔哭泣，叹息	不断哭泣，尖叫或抽泣，呻吟
可安慰度 Consolability	平静的，满足的，放松，不要求安慰	可通过偶尔身体接触消除疑虑，分散注意	安慰有困难

3. 老年痴呆症患者　可使用 C-PAINAD 量表，观察时间5分钟，满分10分，见表4-2。

表 4-2　C-PAINAD 量表

项目/分值	0	1	2
呼吸	正常	偶尔呼吸困难/短时期换气过度	呼吸困难兼发出吵闹声响/长时间的换气过度/康恩史妥克士二氏呼吸
负面的声音表达	没有	偶尔呻吟/低沉的声音，带有负面的语气	重复性的叫嚷/大声呻吟/哭泣
面部表情	微笑或无表情	难过/恐惧/皱眉头	愁眉苦脸
身体语言	轻松	绷紧/紧张步伐/坐立不安	僵硬/紧握拳头/膝盖提起/拉扯或推开/推撞
可安抚程度	无需安抚	通过分散注意力或触摸、安慰，可安抚患者	通过分散注意力或触摸、安慰，也不可安抚患者

二、疼痛管理护理指引流程

见图 4-2。

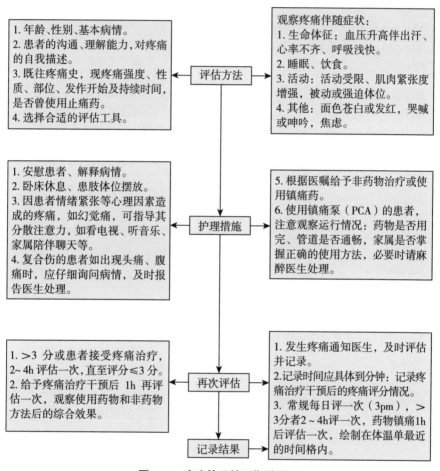

图 4-2 疼痛管理护理指引流程

三、疼痛评估的内容

具体疼痛评估有以下内容，见表 4-3。

表 4-3 疼痛评估项目

评估 时机	1. 患者入院后应在 2h 内完成首次疼痛评估。 2. 疼痛作为"第五生命体征"，常规每日评估一次（3pm）。疼痛评分＞3 分或患者接受疼痛治疗 2~4h 评估一次，药物镇痛 1 小时后再评估一次，≤3 分后改为每日一次。
部位	1. 让患者自己确定自己疼痛的位置。 2. 可能的情况下，让患者指出自己的疼痛的位置。 3. 用图片的形式以方便 患者指出疼痛的位置。 4. 让患者在人体图中画出疼痛的位置。 5. 询问患者疼痛是否辐射到周围，若有则让患者指出自身疼痛辐射的位置。
描述	1. 让患者用自己的语言来描述自身疼痛。 2. 给患者提供一些疼痛描述词或使用词语描述量表来给不能描述自身疼痛的患者进行评估。 3. 评估患者是否有神经性疼痛的存在，主要通过识别和记录患者的某些描述词，例如灼烧感、枪击样、电击术、疼痛性的麻木、麻刺感。
强度	1. 对于可自述疼痛情况的患者的基本疼痛评估，可使用数字疼痛评定量表。 2. 运用对评估人群可靠、有效的评估工具来评估患者的疼痛强度。 3. 使用同一种疼痛评估工具来进行之后的评估：目前的疼痛水平最佳疼痛水平、最差疼痛水平。
持续 时间	1. 询问患者疼痛起始的时间。 2. 确认疼痛持续的时间。 3. 识别何时疼痛加重。 4. 识别何时疼痛缓解。
加重 和缓 解因 素	1. 询问患者什么会使疼痛缓解。 2. 询问患者什么会使疼痛加重。 3. 确定何种药物和治疗能够帮助缓解疼痛。 4. 询问患者已经试过哪些家庭疗法、非处方药、补充疗法、其他物品如酒来治疗疼痛。

续表

相关 因素	1．询问患者是否因疼痛而恶心或是呕吐的经历。 2．患者是否便秘。 3．患者是有安静、静神错乱、混乱或压抑。 4．患者是否有睡眠困难。

四、疼痛评估的其他注意事项

1.疼痛评估的对象为骨科病房的全体患者。

2.疼痛评估时如患者能够自我报告，应尽量获取患者自我报告疼痛的结果。

3.疼痛评估的过程贯穿于疼痛管理的整个过程中，反复多次地评估疼痛，直至患者的疼痛评分 ≤ 3 分。

4.为患者进行首次疼痛评估时，应充分了解以下与疼痛相关的问题。

（1）患者在入院以前应用过的疼痛管理方法。

（2）患者对应用各种镇痛药物的态度，有无滥用药物的既往史。

（3）患者应对压力和疼痛时的反应，是否有精神方面的疾病，如抑郁、焦虑等。

（4）患者及家属对疼痛管理的期望值。

（5）患者描述、报告疼痛以及表现出疼痛的方式。

（6）患者关于疼痛管理有哪些希望。

五、疼痛评估的记录

1.患者入院后应在 2 小时内完成疼痛评估，在首次护理记录单记录并绘制在体温单"疼痛分值曲线"栏内（附图 1）。

2.常规每日评估一次（3pm），绘制在体温单"疼痛分值曲线"栏内。

3.疼痛评分 > 3 或患者接受疼痛治疗 2~4 小时评估一次，可启用疼痛护理单（附图 2），药物镇痛 1 小时后再评估一次，评估 ≤ 3 分后改为每日一次。

附1 体温单＋疼痛评分

体 温 单

姓名 工静　　性别 男　年龄 47　　岁 科室 骨一科　　床号 ***　　入院日期 2017-03-13 住院号 ******

日 期	2017-03-13	14	15	16	17	18	19
住院天数	1	2	3	4	5	6	7
手术后天数							

| 呼吸(次/分) | 22 20 | 18 | 18 19 | 18 20 | 18 17 | 19 20 | 17 | 16 | 18 | 20 |

血压(mmHg)	133/84
入量(ml)	
大便(次)	1	0	0	1	2	0	1
尿量(ml)	
体重(kg)	卧床
皮试	

第 1 周

附2 疼痛护理单（示例）

深圳平乐骨伤科医院
疼痛护理单

科室：骨一科　　　住院号：＊＊＊＊＊＊＊　　　性别：男　　　年龄：47岁

床号：＊＊＊　　　姓名：王静

疼痛分类：√急性□癌痛□慢性非恶性疼痛（＞6月）　　用药史：□A　□B　√C

入院时疼痛情况：□无□周期性疼痛□活动时疼痛√持续疼痛

疼痛部位：A ＿＿腰部＿＿＿＿＿＿B ＿＿＿＿＿＿＿C ＿＿＿＿＿＿＿D ＿＿＿＿＿＿＿

应用疼痛评估工具：√NRS □FLACC □C-PAINAD

日　期	2017-3-13	3-13					
时　间	09：35	10：35					
部　位	A	A					
活动情况	G	G					
疼痛评分	5	2					
评估时患者状态	G	G					
睡眠影响	D	B					
处理措施：							
1.体位改变	√						
2.卧床休息	√						
3.心理护理	√						
4.物理治疗							
5.中医治疗	√						
6.通知医生	√						
7.遵医嘱用止痛药/PCA治疗　时间	9：35						
药品	盐酸曲马多片100mg						
途径	po						
8.拒绝治疗							
不良反应		无					
责任护士签名	江凤	江凤					
审核者签名	李涓	李涓					

1.评估时机：发生疼痛应通知医生，及时评估并记录。＞3分或患者接受疼痛治疗2～4h评估一次，药物镇痛1小时后评估一次。

第五章

骨伤科
专科疼痛管理方案

一、工作目标

骨伤科医护人员根据规范化的疼痛管理流程和疼痛评估体系，在临床各时间节点对患者进行疼痛评估，实施个体化、多模式、超前的镇痛方案以及积极与患者沟通教育，使患者疼痛缓解、减轻，提高生活质量。对手术住院患者制订个体化的围手术期镇痛方案，尽量将疼痛控制在微痛甚至无痛的范围，使患者安全、舒适地渡过围手术期和功能康复期。对非手术住院骨伤患者，轻度疼痛采用平乐手法、平乐制剂、三七散外敷等治疗；中度疼痛在采用平乐特色疗法的基础上，配合镇痛药物治疗；重度疼痛采用多模式镇痛、个体化镇痛方案及时干预。对门急诊骨折、脱位、开放性外伤非住院患者，采用个性化麻醉、给予无痛条件下平乐手法整复、清创缝合固定等治疗方案。对门诊慢性疼痛患者采用平乐特色手法、平乐制剂等治疗方案，选择性地配合平乐中医综合外治等方法。

（一）建立科室疼痛管理团队

1. 各科室建立专业团队，由医师、护士负责疼痛评估与治疗工作，根据科室专业、病种等制订个性化的诊疗方案。

2. 责任医生要熟练掌握全面疼痛评估方法，制定临床医疗无痛管理方案，能独立开展治疗工作。

3. 责任护士要熟练掌握疼痛护理操作流程，制订临床护理无痛管理方案，协助医生进行疼痛评估与治疗，做好患者的宣教工作。

4. 科室要建立医护人员定期培训制度，每季度至少一次疼痛规范化治疗相关内容的学习。

5. 科室医护人员要熟悉疼痛规范化治疗手册。

6. 病房张贴宣传图片、资料等。

（二）建立骨伤科疼痛评估机制

1. 患者入院后 2 小时内要完成对患者的全面疼痛评估。

2. 病程记录中要体现评估疼痛程度、阿片类药物滴定的过程、疼痛治疗以及改善的变化。

3. 病床旁要有平乐痛尺。

（三）开展规范化疼痛治疗

1. 落实患者知情同意制度，向患者及家属告知开展疼痛治疗目的与意义。

2. 疼痛的处理目的：解除或缓解疼痛；改善功能；减少药物的不良反应；提高生活质量，包括身体状态、减少状态的改善。

3. 疼痛的处理原则：重视健康宣传；选择合理评估；尽早治疗疼痛；提倡多模式镇痛；注重个体化镇痛。

4. 疼痛的常用处理方法

（1）中医药治疗：结合中医辨证论治的整体观念，使用平乐验方（包括内服、外敷、外洗、熏洗等）、平乐手法、针灸等中医特色技术。

（2）非药物治疗：包括患者教育，夹板或石膏固定、牵引、悬吊，物理治疗（冷敷、热敷、微波、冲击波、中频脉冲、红外线、经皮电刺激疗法等），放松疗法及自我行为疗法等。非药物治疗对不同类型疼痛有不同的治疗效果及注意事项，应根据疾病及其进展选择不同的治疗方法。

（3）药物治疗：

①局部外用药物：各种 NSAIDs 乳胶剂、膏剂、贴剂和非 NSAIDs 擦剂辣椒碱等。

②全身用药：对乙酰氨基酚、NSAIDs、阿片类镇痛药、复方镇痛药、封闭疗法、辅助药物。

5. 按疼痛程度，合理使用治疗方法

（1）轻度疼痛：即疼痛评分为 ≤ 3 分，可选择使用平乐手法、平乐综合外治法、中医药治疗、外用药治疗、对乙酰氨基酚或者 NSAIDs 类药物治疗，伴有精神因素者可给予心里疏导。

（2）中度疼痛：即疼痛评分疼痛评分为 4~6 分，可选择使用平乐手法、平乐综合外治法、外用药治疗、NSAIDs、阿片类镇痛药或复方镇痛药，伴有精神因素者可给予心理疏导。

（3）重度疼痛：疼痛评分为 ≥ 7 分，复方镇痛药、强阿片类药物 + 辅助药物、区域阻滞镇痛、PCA 自控镇痛泵、非药物治疗、中医药治疗、外用药治疗。

6. 治疗后再次评估疼痛、镇痛效果及不良反应

（1）中度疼痛：调整镇痛剂和辅助用药，考虑辅助治疗（如封闭治疗），治疗不良反应。

（2）重度疼痛：再确定诊断，调整镇痛剂和辅助用药，考虑辅助治疗（如封闭治疗），治疗不良反应。

7. 多模式镇痛

（1）用药多途径：口服、外用、局部麻醉、静脉、硬膜外等。

（2）药物选择多模式：阿片类与 NSAIDs、COX-2 抑制剂或对乙酰氨基酚联合应用。

（3）个体化镇痛：治疗方案、剂量、途径及用药时间应个体化。

（4）关注特殊人群：儿童，老年人，疾病晚期认知、交流有障碍者。

8. 建立疼痛患者疼痛评估和治疗流程　疼痛患者规范化诊疗率≥ 80%。

9. 建立会诊机制　邀请麻醉科、疼痛科、药剂科等有关科室进行会诊，并有会诊记录。

10. 建立疼痛患者随访制度　对接受疼痛规范化治疗的患者进行定期随访、疼痛评估并记录。出院患者随访率≥ 70%（出院后一周内的电话随访率）。

（四）完善患者教育与交流

1. 建立疼痛患者宣教制度，对每一位患者讲解无痛的意义和方法，使患者就医同时能第一时间放松紧张情绪。

2. 病区设有疼痛治疗知识教育宣传栏。

二、正骨门诊疼痛管理

（一）疼痛管理团队

在正骨门诊的骨伤急诊患者疼痛管理中，由科室主任、护士长、诊治医师、麻醉医师、护士和患者及其家属均是疼痛管理团队的成员，共同为患者的疼痛管理负责，主要对急诊骨折、脱位的无痛手法手法整复、清创缝合工作。

1. 科室主任、护士长　宏观调控和协调整个门诊无痛管理的实施。

2. 首诊医师　在疼痛管理团队中起到主导作用。负责患者的接诊、检查、明确诊断，负责尽早、合理的选择镇痛方法、治疗方法，如平乐手法、平乐三七散外敷、平乐制剂、平乐夹板固定等，负责患者的随访及无痛治疗宣教等。

3. 麻醉医师　负责门急诊骨折脱位患者手法整复的麻醉方案及实施。根据骨折脱位的部位、患者年龄、性别、既往病史，选择合理、安全、有效、便于门诊实施的麻醉方法，并对麻醉周期内患者的医疗安全负责。

4．主管护士　协助首诊医师对无痛治疗进行宣教、量表评分、陪同患者影像学检查（急诊通道）、麻醉前必需的实验室检查、心电监护等。

5．患者及其家属　掌握基本的疼痛评分要点及自我评价方法，并能正确的应用；理解并配合实施无痛医嘱；及时配合首诊医师和主管护师的告知或沟通及医嘱，客观反馈门诊医师手法等治疗中和治疗后的疼痛变化情况。

（二）正骨门诊疼痛管理目标和意义

1．原则

（1）重视健康宣教。

（2）选择合理评估。

（3）尽早治疗骨伤疼痛。

（4）提倡多模式镇痛。

（5）注重骨伤患者个体化镇痛。

2．目标

（1）患者疼痛评分≤3分。

（2）24小时疼痛频率≤3次。

（3）24小时内需要镇痛药物≤3次。

（4）消除患者对手法复位和骨折治疗恐惧及焦虑情绪。

（5）手法整复后后患者尽早进行无痛功能锻炼。

3．意义

（1）解除或缓解骨伤患者早期痛苦。

（2）实现无痛或微痛骨折整复。

（3）提高患者生活质量。

4．镇痛前准备

（1）病情评估：了解伤史、询问伤情、体格检查、实验室检查。

（2）知情同意书。

（3）关于禁食禁饮。

（4）禁忌证的掌握。

5．麻醉下镇痛

（1）制定规章制度、常规及流程。

（2）设备：监护、吸引、供氧、抢救等设备。

（3）药品：麻醉药品和抢救药品。

（4）对正骨医师和护理人员进行培训。

（三）　正骨门诊骨伤疼痛的干预处理

正骨门诊在骨伤疼痛的早期处理上，突出平乐郭氏正骨特色的镇痛手段，并结合中华医学会骨科学分会制定的《骨科常见疼痛的处理专家建议》，进行多阶段、个体化镇痛。具体实施方案如下：

1．轻度疼痛　疼痛评分在1~3分，一般指轻微的外界损伤导致的疼痛，患者可以耐受，对生活影响不大，可以不需要镇痛药物的帮助。

（1）治疗原则　提倡平乐郭氏正骨"绿色治疗"理念，不用口服消炎镇痛药物，以药物外敷（擦）、物理治疗、患者教育为主。

（2）治疗方法

①中医治疗：

●外治疗法：三七散冷敷，正骨手法，针刺镇痛，黄药水（自制）冰敷。

●平乐郭氏正骨验方制剂：消肿止痛、活血化瘀。

●骨与关节的制动：软式夹板外固定、石膏或者支具外固定、三角巾悬吊、戴护腕、护膝或护踝等。

②西医治疗：

●局部外用药物，如各种NSAIDs乳胶剂、膏剂、贴剂和NSAIDs擦剂。局部外用药物可以有效缓解肌筋膜炎、肌附着点炎、腱鞘炎和表浅部位的骨关节炎、类风湿关节炎等疾病引起的疼痛。

●推荐：氟比洛芬凝胶贴膏。

③患者教育：指导功能锻炼、分散注意力、放松疗法及自我行为疗法等。

2. 中度疼痛 疼痛评分在 4~6 分，一般指对患者的生活影响较大的疼痛，患者可能会出现焦虑不安、睡眠障碍、厌食等继发表现，经外用药物等治疗效果不佳，需要口服消炎镇痛药物才能恢复到损伤前的状态或者微痛状态。

（1）治疗原则：尽早治疗疼痛，注重个体化镇痛。

（2）治疗方法：

①中医治疗：治疗方法同轻度疼痛。

②西医治疗：加用非甾体类消炎镇痛药口服。注重个体化镇痛原则，先选择一种消炎镇痛药物，如果效果不佳，则选择将作用机制不同的药物组合在一起联合用药，发挥镇痛的协同或相加作用，降低单一用药的剂量和不良反应，同时可以提高对药物的耐受性，加快起效时间和延长镇痛时间。应注意避免重复使用同类药物。

●常用联合用药模式为：弱阿片类药物＋非甾体类抗炎药（NSAIDs）。

●推荐：洛芬待因缓释片，0.4g，Bid，口服；或者塞来昔布（西乐葆）胶囊，400 mg，Qd，口服；或者西乐葆，200 mg，Qd＋曲马多片剂，100 mg，Qd，口服。

③患者教育：指导功能锻炼、分散注意力、放松疗法及自我行为疗法等。

3. 重度疼痛 疼痛评分在 7~10 分，一般常见于急性软组织损伤、开放性创伤、骨折脱位及整复前后、术后等严重影响患者生活质量的一类疼痛。

（1）治疗原则：尽早治疗疼痛，提倡多模式镇痛，注重个体化镇痛。

（2）治疗方法：

①中医治疗：治疗方法同轻度疼痛。

②西医治疗：

●联合用药常用模式为：阿片类药物＋非甾体类抗炎药（NSAIDs），或 NSAIDs＋局麻药，或神经阻滞。

●推荐：见表 5-1。

表 5-1 联合用药常用模式

方案	阿片类药物	非甾体类抗炎药（NSAIDs）	备注
1	曲马多针剂 100 mg，Qd，肌注	双氯芬酸钠肠溶胶囊，75mg，Qd，口服	NSAIDs 药物选一种
		塞来昔布（西乐葆）胶囊，200mg，Qd，口服	
		布洛芬缓释胶囊，300mg，Bid，口服	
2	1% 利多卡因注射液局部注射	双氯芬酸钠肠溶胶囊，75mg，Qd，口服	NSAIDs 药物选一种
		塞来昔布（西乐葆）胶囊，200mg，Qd，口服	
		布洛芬缓释胶囊，300mg，Bid，口服	
3	杜冷丁，50mg，Qd，肌注		

③神经阻滞：麻醉医师执行。

④镇静药物的应用：成人影响睡眠者，睡前给予安定或者舒乐安定；儿童或者婴幼儿可肌注鲁米那钠。

⑤患者教育：指导功能锻炼、分散注意力、放松疗法及自我行为疗法等。

（四）骨折、脱位的门诊无痛干预

1．"围整复期"的概念

（1）定义：围整复期指从外界因素导致的患者骨折脱位开始，到骨折脱位整复固定后 1 周内的这一特定时期。

（2）目的和意义：骨折脱位至整复固定后的 1 周内，由于创伤和手法整复及外固定的影响，患者可能会出现骨折端的再移位、疼痛加重、肿胀、肢体麻木、压疮、甚至筋膜间室综合征等继发改变，同时会伴有患者的焦虑、失眠、烦躁不安等精神症状。

之所以提出"围整复期"的概念，目的是对该时期的骨折端的再移位、疼痛、心理状态等方面进行系列评估，充分把握骨折脱位早期治疗中的特点及可能变化，了解患者的心理状态及生理、病理改变。

2. 接诊和就诊流程　患者来院后，由分诊护士引导，不用等待叫号排队，直接进入诊室或者整复室就诊。首诊医师判断患者伤情，进行疼痛评分，有骨折脱位者或可疑者，先给予冰敷、及时外固定干预，给予夹板（卷式夹板、木夹板）、三角巾临时固定，再行各项检查，待各项检查完善后确定无痛方案。

3. 建立急诊通道

（1）检查：建立急诊绿色通道。由影像科、心电图室、化验室、麻醉科配合，骨折脱位和急性损伤患者来院后立即启动急诊紧急预案，争取在最短的时间内完善术前（整复前）的各项检查。

（2）治疗：骨折脱位的治疗优先于其他门诊患者。首诊医师判断患者的伤情，选择合理、有效的镇痛方法，进行个体化疼痛治疗，由首诊医师、护士、麻醉医师、患者及其家属组成的医疗团队相互配合，立即实施"围整复期"无痛治疗方案。

（3）入院：需要入院的患者，由门诊专职护士协调住院管理处和病区，门诊护士同住院管理处交接后方可完成门诊诊治过程。

4. 疼痛的评估　根据疼痛评分量表，专科护士和首诊医师在治疗前、治疗后以及随访期间分别对患者进行疼痛评分和疼痛满意度调查，详细登记资料。

治疗前，根据疼痛评分结果，把患者分为轻度疼痛、中度疼痛和重度疼痛三个类别，并分别对症处理和实施相应的治疗方法。

5. 闭合四肢骨折的无痛治疗

（1）属于稳定性骨折，不需手法整复者：

①骨折脱位固定：综合考虑患者的条件，给予三角巾、石膏、小夹板或者支具外固定。

②镇痛药物的选择：详见本章第三节内容。

③物理治疗、中药外敷：详见本章第三节内容。

（2）属于不稳定性骨折，需手法整复者：

①整复前准备：

a. 开通绿色通道，影像科等科室参与，提高效率，减少反复整复次数，减轻患者疼痛。

b. 完善心电图、血常规检查。

c. 麻醉意外的急救：心电监护、吸氧及其他。

d. 综合分析患者年龄、性别、健康状况、骨折类型和部位，选择不同的镇痛方式。

②镇痛方式的选择：

a. 局部麻醉：利多卡因，配置浓度为 1% 利多卡因备用，取 3~5mL 血肿内注射。儿童及婴幼儿患者不推荐使用。

b. 消炎镇痛药物＋局部麻醉：消炎镇痛药物详见本章第三节内容。

c. 长效糖皮质激素＋局部麻醉：地塞米松针剂 5mg，协同局部麻醉血肿内注射。

d. 静脉注射消炎镇痛药物：详见本章第三节内容。

e. 外周神经阻滞麻醉：由麻醉科医师协助。

f. 神经丛麻醉：由麻醉科医师协助。

（3）属于不稳定性骨折，需住院（手术）治疗者：

①手法整复后住院治疗者：按上述"属于不稳定性骨折，需手法整

复者"处理后入院。

②不用手法整复直接住院治疗者：给予冰敷、夹板（软式夹板、木夹板）临时固定、三角巾悬吊后住院处理（见本章"二、"~"十一、"各手术科室疼痛管理方案）。

6. 关节脱位、交锁的无痛治疗 门急诊常见的急性关节脱位、交锁大多数为肩关节脱位、肩锁关节脱位、小儿桡骨头半脱位、肘关节脱位、指间关节脱位、膝关节半月板交锁、踝关节骨折伴脱位等类型。

（1）肩关节脱位：患者取坐位或者卧位，于肩峰下、三角肌外侧，向关节腔内穿刺，注射1%利多卡因注射液15mL，麻醉成功后复位。复位后置肘关节屈曲90度位，三角肌悬吊2周，配合中药外敷及活血化瘀中药内服。

（2）肩锁关节脱位：三角肌悬吊或者锁骨带包扎后住院治疗。

（3）小儿桡骨头半脱位：手法复位后中药外敷，三角巾悬吊1~2周。

（4）肘关节脱位：患者取坐位或者卧位，向关节腔内穿刺，注射1%利多卡因注射液10mL，麻醉成功后复位。复位后置肘关节屈曲90度位，三角肌悬吊2周，配合中药外敷及活血化瘀中药内服。

伴有骨折者，给予石膏、夹板或者支具外固定；骨折移位明显者，住院手术治疗。骨折、脱位患者无痛整复流程见图5-1，住院流程见图5-2，急诊或门诊/住院麻醉后离院必须签署"麻醉后离院告知书"，见图5-3。

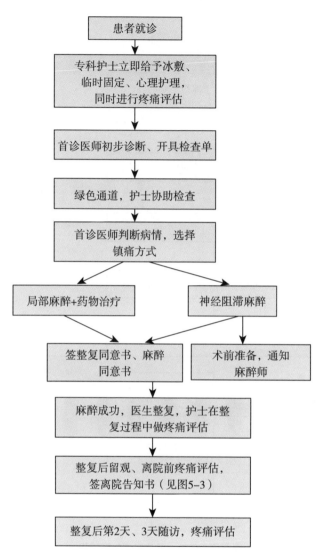

图5-1　骨折、脱位患者无痛整复流程

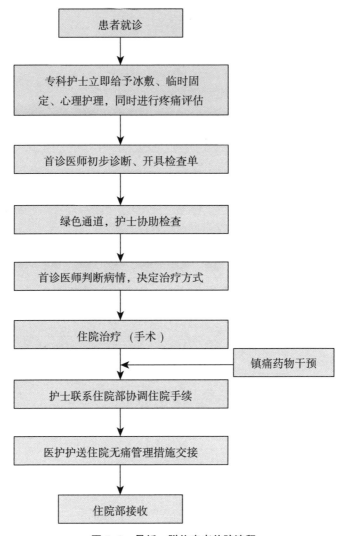

图 5-2 骨折、脱位患者住院流程

深圳平乐骨伤科医院
麻醉后离院告知书

姓名　　性别　　年龄　　电话

您在　　麻醉下完成　　手术或治疗

请您离院时注意以下事项：

1. 在院留观 2 小时后方可离院，离院时有家属陪同。

2. 在 24 小时内，不得驾驶各类机动车和非机动车，不得操纵复杂，危险的机器或仪器（如车床）及从事其他高危作业（如电工，高空作业等）。

3. 麻醉后禁食、水 2 小时。特殊情况以医生医嘱为主。

4. 出现病情异常变化请及时随诊，麻醉科联系电话：0755-82364340

以上情况已详细告知患者及家属，签字为证。

患者（家属）签字：　　　关系：

麻醉科医师签字：

图 5-3　深圳平乐骨伤科医院麻醉后离院告知书

三、脊柱科疼痛管理

（一）脊柱科常见疾病保守治疗分级处理方案

见表 5-2。

表 5-2　脊柱科常见疾病保守治疗分级处理方案一览表

分级	疾病	平乐验方治疗	西药治疗	平乐中医药综合外治（选用）*	介入治疗
重度疼痛	1. 神经根型颈椎病急性期 2. 急性腰扭伤 3. 腰椎间盘突出症急性期 4. 骶髂关节错缝	1. 平乐验方制剂 2. 三七散外敷 3. 四黄液涂擦	1. 口服用药：曲马多缓释片、氨酚曲马多片、乙哌立松片、复方氯唑沙宗片 2. 肌注用药：酮酪酸氨酊三醇、杜冷丁 3. 静滴用药：酮咯酸氨丁三醇注射液、地塞米松、甲强龙＋甘露醇 4. 镇痛泵：利多卡因、吗啡	酌情选用	1. 选择性神经根阻滞术 2. 小针刀 3. 局部封闭
中度疼痛	1. 神经根型颈椎病 2. 腰扭伤 3. 腰椎间盘突出症 4. 骶髂关节炎 5. 强直性脊柱炎 6. 腰臀肌筋膜炎 7. 腰椎管狭窄症	1. 平乐验方制剂 2. 三七散外敷 3. 四黄液涂擦	1. 口服用药：氨酚曲马多片、戴芬、西乐葆、复方立唑沙宗片 2. 静滴用药：酮咯酸氨丁三醇注射液 3. 外用：氟比洛芬酯凝胶膏	酌情选用	
轻度疼痛	1. 颈型颈椎病 2. 神经根型颈椎病 3. 腰椎间盘突出症 4. 骶髂关节炎 5. 腰臀肌筋膜炎	1. 平乐验方制剂 2. 三七散外敷 3. 四黄液涂擦	口服药：萘丁美酮、复方氯唑沙宗片	酌情选用	

注：平乐中医药综合外治方法包括：1. 手法推按，2. 干扰电，3. 牵引，4. 中药薰蒸，5. 子午流注开穴法，6. 针灸，7. 艾灸，8. 隔物灸，9. 红外线，10. 中频，11. 低频，12. 中药封包，13. 热奄包，14. 拔火罐，15. 微波，16. 超声波，17. 磁振热等。

（二）手术患者具体镇痛方案

见表 5-3。

表 5-3　手术患者镇痛方案

时间	方案
院前至术前	常规辨证中药口服，三七散贴敷，中药特色理疗针对性治疗。
	轻度疼痛（NRS 评分 ≤ 3 分）：NSAIDs 或者 COX-2 抑制剂。
	中重度疼痛（NRS 评分 ≥ 4 分）：中枢类镇痛药物（盐酸曲马多缓释片）、或阿片类药物（地佐辛）联合 NSAIDs 或者 COX-2 抑制剂。
	重度疼痛（NRS 评分 ≥ 6 分）：使用强阿片类药物及多模式镇痛。
术晨及手术开始前	术前 30 分钟由护士执行，或麻醉开始时由麻醉医师执行：静注或者肌注 NSAIDs。术前静脉穿刺前穿刺部位涂抹利多卡因胶浆，放置尿管，在尿管上涂抹利多卡因胶浆，或在麻醉下放置尿管。
	全麻手术开始时、区域麻醉手术结束时：推荐切口皮肤及皮下组织使用鸡尾酒进行局部阻滞，
术后全程	术后常规应用红桃消肿合剂，复方氯唑沙宗片口服，及伤口红外线应用，必要时结合其他中医特色理疗，
术后48小时	轻度疼痛患者（小手术：切口较小的软组织手术或切口不大的取内固定手术的患者）：NSAIDs 静注或者肌注。
	中度疼痛患者（NRS 评分 ≥ 4 分；切口较大的软组织手术或切口较大的取内固定手术，切开上内固定的手术的患者）：NSAIDs 联合中枢类镇痛药或者联合阿片类药物。
	重度疼痛患者（NRS 评分 ≥ 6 分；多发骨折手术，腰椎内固定手术的患者或对疼痛非常敏感的手术患者）：使用镇痛泵及多模式镇痛。
术后48小时以后	中枢类镇痛药：口服盐酸曲马多缓释片或者阿片类药物贴剂联合 NSAIDs 口服。
出院	出院带药 NRS 评分 ≥ 4 分：盐酸曲马多缓释片或者阿片类药物贴剂；如患者存在炎症，联合 NSAIDs 或 COX-2 抑制剂。
院后4~6周	中重度疼痛（NRS 评分 ≥ 4 分）：中枢类镇痛药物，如盐酸曲马多缓释片口服或者透皮阿片类药物贴剂。如患者存在炎症，联合 NSAIDs 或 COX-2 抑制剂。

（三）脊柱科疼痛处理流程

见下图 5-4。

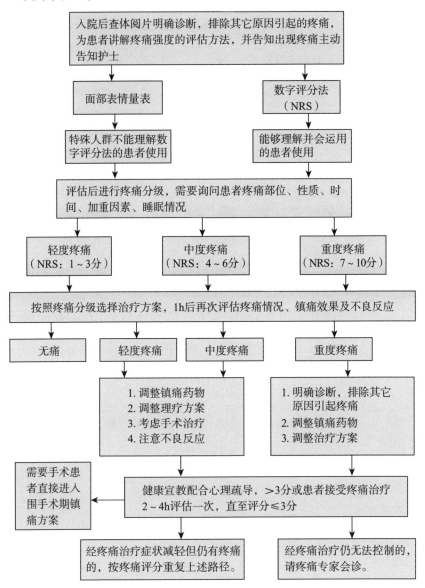

图 5-4 脊柱科疼痛处理流程

四、骨关节科疼痛管理

（一）疼痛评估时间

包括三部分：定时评估；实时评估；治疗后评估；其中定时评估的时间为每天 15：00，及入院后 2 小时内完成疼痛评估；实时评估为患者主诉疼痛时；治疗后评估为实施疼痛管理措施后 1 小时。

（二）疼痛评估标准

采用平乐痛尺进行疼痛评估。

（三）疼痛管理措施

1. 轻度疼痛　心理护理；平乐中医药综合治疗（中医治疗），如手法推按、牵引针灸、耳穴等；物理治疗；水杨酸类解热镇痛药；NSIADs 类抗炎镇痛药。

2. 中度疼痛　心理护理；平乐中医药综合治疗（中医治疗），如手法推按、牵引针灸、耳穴等；物理治疗；水杨酸类解热镇痛药；NSIADs 类抗炎镇痛药；弱阿片类药，如可待因、曲马多等；复合镇痛药，如复方氯唑沙宗片、洛芬待因缓释片等。

3. 重度疼痛　心理护理；平乐中医药综合治疗（中医治疗），如手法推按、牵引针灸、耳穴等；物理治疗；水杨酸类解热镇痛药；NSIADs 类抗炎镇痛药；强阿片类药，如羟考酮、哌替啶、吗啡等；辅助用药，如镇静药、抗焦虑药等；多模式镇痛。

附 1 骨关节科患者疼痛满意度调查表

床号＿＿＿＿ 姓名＿＿＿＿ 性别＿＿＿＿ 年龄＿＿＿＿ 住院号＿＿＿＿

诊断＿＿＿＿＿＿＿ 患者对于疼痛管理的整体满意度：＿＿＿＿＿＿

备注说明：

1、2、3 项是患者对满意度直接打分；4、5 项是患者术后（从手术到出院）或疼痛时（从接受疼痛治疗到出院），接受疼痛治疗后效果评价。

1、2、3 项为护士疼痛满意度调查内容。

4、5 两项平均值为患者疼痛满意度分值。

1、2、3、4、5 项平均值为患者对疼痛管理的整体满意度分值。

调查项目	非常满意 9~10 VAS 0~1 分	满意 7~8 分 VAS 2~3 分	基本满意 5~6 分 VAS 4~5 分	不满意 3~4 分 VAS 6~7 分	非常不满意 0~2 分 VAS 8~10 分
1. 住院后护士给我讲解有关疼痛方面的知识					
2. 护士能正确评估我的疼痛					
3. 当我表达出疼痛时，护士能及时给予反应					
4. 护士为我提供了非药物的止痛方法					
5. 当我表达出疼痛后，经治疗我对疼痛缓解的整体满意度					

附2　骨关节科2015年11月住院患者疼痛满意度调查统计

诊断	非常满意 9~10 分 VAS0~1 分	满意 7~8 分 VAS2~3 分	基本满意 5~6 分 VAS4~5 分	不满意 3~4 分 VAS6~7 分	非常不满意 0~2 分 VAS8~10 分	作废
关节置换	★★★★★ ★★	★★				
	占比 77.78%	占比 22.22%				
交叉韧带重建	★★★★★ ★★★★★ ★★	★★★				
	占比 80%	占比 20%				
半月板手术	★★★★★ ★★★★★ ★★★★★ ★★★★★ ★★★★★ ★★★★★ ★★★	★★★★★ ★★★★★ ★★★★				
	占比 70.21%	占比 39.79%				
髌骨外脱位	★★★					
	占比 100%					
骨折	★★★★★ ★★★	★★★★				
	占比 66.67%	占比 33.33%				
肩关节	★★★	★				★
	占比 75%	占比 25%				
其他	★★★★★ ★★★★★ ★★★★★ ★★★★★ ★★★★★ ★★★★★ ★★★★★	★★★★★	★	★		
总人数	101	29	1	1		1
所占比例（%）	76.5%	21.97%	0.76%	0.76%		

注：2015 年 11 月 1-30 日共统计 133 位出院患者，作废 1 票（未填写完整），满意率 98.5%，不满意 1.5%。

五、小儿骨科疼痛管理

小儿骨折大多数是创伤骨折，由于小儿对疼痛比较敏感，目前越来越多的患儿家属要求在最小的痛苦下或无痛下治疗，并得到最好的治疗效果，减少患儿的恐惧感。作为中西医结合无痛骨伤科医院，我科特制订了各病种无痛治疗方案。

实施步骤：

1. 入院 2 小时内　完成询问患者既往情况及评估患者疼痛程度。

询问患者基本情况：年龄、性别、出生史，药物过敏史，个人史及手术史，生命体征后，评估患者受伤程度，根据 NRS 评分标准评分并记录。

使用"平乐痛尺"让患者自己指出出一个最能代表自身疼痛程度的数字。并且将数字评价表挂于患者床头，由患者自行打分，医师查房及主管护士查房并记录患者疼痛评分。

婴儿和儿童（2 个月至 7 岁）、昏迷等意识障碍患者可使用 FLACC 量表。包括表情（face）、肢体动作（legs）、行为（activity）、哭闹（cry）和可安慰性（consolability）。

2. 入院后无痛治疗方法

（1）制动处理：患者年龄小，由于伤后局部疼痛，多不能配合甚至哭闹，入院后首先给予手法整复用夹板或石膏托固定，以缓解患儿伤肢疼痛。

（2）根据 NRS 评分处理：一般采取固定制动后评分，根据 NRS 评分标准来采取合适的无痛治疗。

3. 围手术期镇痛治疗方法　根据患者 NRS 评分，轻度疼痛（NRS 评分≤3 分）给予平乐特色中医药综合疗法，可选择：中药封包治疗、中药涂搽治疗、冷疗、理疗、耳穴埋豆（交感、神门、心）、针灸、艾灸；口服红桃消肿合剂。中度疼痛（NRS 评分 4~6 分）：在选择性使用平乐特色中医药综合疗法的基础上，给予静滴酮咯酸氨丁三醇注射液止痛治疗，口服曲马多片止痛治疗。重度疼痛（NRS评分≥7分）给予肌注曲马多注射止痛治疗，或弱阿片治疗，必要时请麻醉科医师会诊。

4. 满意度调查回馈　所有患者均于出院后半月内电话随访，并记录患者目前疼痛评分、住院满意度及其意见反馈。

六、上肢科疼痛管理

桡骨远端骨折为上肢常见骨折，目前越来越多的患者要求在最小的痛苦下得到最好的恢复效果，制订了以下无痛治疗方案。

实施步骤：

1. 入院2小时内评估

①患者基本情况：年龄、性别、生命体征及其形体。

②询问患者基本病史，有无合并症，既往药物史及有无药物嗜好等。

③询问患者既往是否有通过无痛化治疗的经历。

④应用"平乐痛尺"评分。

⑤记录首次疼痛评分。

其中0~10代表不同程度的疼痛：0为无痛，1~3为轻度疼痛（疼痛尚不影响睡眠），4~6为中度疼痛，7~10为重度疼痛（不能入睡或睡眠中痛醒）。让患者自己圈出一个最能代表自身疼痛程度的数字，并且将数字评价表挂于患者床头，由患者自行打分，医师查房及主管护士查房并记录患者疼痛评分。

2. 入院后首次处理

（1）制动处理：患者首次入院，骨折一般均为移位型骨折，复位制动能较快地缓解伤痛带来的身心痛苦。

（2）根据NRS评分处理：根据患者疼痛评分，分别采取不同的镇痛措施，见图5-5。

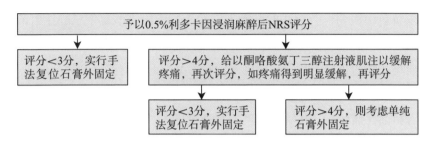

图 5-5　入院后首次根据评分采取镇痛措施

3．围手术期疼痛管理方法

（1）药物治疗：见图 5-6。

①中药辨证论治：肢体受伤，经筋受损，气血瘀滞，"气伤痛、形伤肿""不通则痛、通则不痛"，故损伤早期宜活血化瘀、行气止痛。气行则血行，血活则瘀散，新骨得生，肿消痛止。根据中医辨证论治，患者骨折早期分型为气滞血瘀型，治宜内服平乐验方制剂红桃消肿合剂。

②西药治疗：根据患者 NRS 评分，可应用药物贴剂、口服非甾体类药物，必要时予以酮咯酸氨丁三醇或萘普生钠注射液、曲马多针等对症治疗，或弱阿片治疗，必要时请麻醉科医师会诊。

（2）中医药综合外治：选用神阙贴敷和艾灸疗法、耳穴压豆治疗、中药外敷治疗、中药四黄液涂擦治疗、冷疗、中药热奄包等。

（3）理疗：红外线及低频脉冲电磁疗等。

（4）情感支持疗法：包括疼痛原理及镇痛方法的患者教育。

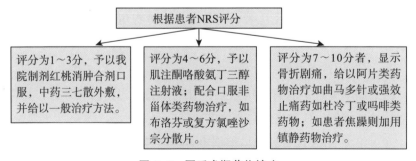

图 5-6　围手术期药物镇痛

4. 患者满意度调查　所有患者均于出院后半月内电话随访，并记录患者目前疼痛评分、住院满意度及其他意见反馈。

七、创伤科疼痛管理

创伤科收治骨折病种复杂，尤以多发性骨折、复合型损伤患者，早期处理非常重要，创伤疼痛管理也是病房管理的核心内容之一。

（一）创伤科疼痛管理的重点事项

1. 医生与护士协作对患者进行疼痛评估。进行评估的医生和护士需熟悉疼痛相关知识和熟练掌握评估方法，并定期加强对临床新疼痛理念和知识的学习，以适应临床的工作需要。

2. 医生根据疼痛评估的结果和患者情况，决定疼痛治疗措施。

3. 医护应对进行疼痛治疗的患者定期进行评估，及时调整治疗方案。经疼痛治疗仍无法控制的，应请疼痛专家（麻醉科）会诊。

4. 疼痛评估的结果和疼痛治疗的措施及结果等记录在专用登记表中。

5. 在疼痛治疗前，医护与患者及其家属进行充分沟通。在制订疼痛治疗方案时充分考虑患者和家属的要求。

6. 医护人员应对患者及家属进行疼痛相关知识的介绍，使患者及家属配合并参与疼痛治疗过程。

（二）创伤科疼痛管理

创伤科疼痛管理见图 5-7，流程说明：

1. 评估工具的选择

（1）3 岁及以上患者用疼痛评估尺，数字评分法（NRS）。

（2）婴儿和儿童（2 个月~7 岁）、昏迷等意识障碍患者可使用 FLACC 量表。

（3）老年痴呆症患者可使用 C-PAINAD 量表。

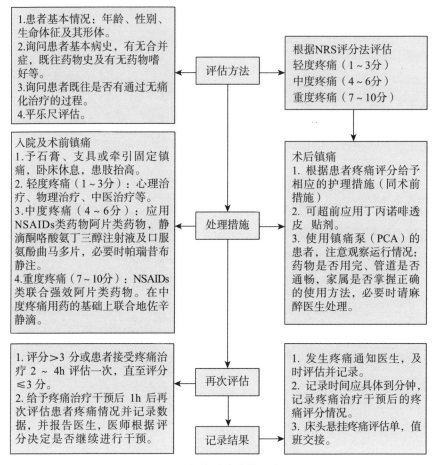

图 5-7　创伤科疼痛管理流程

2．不良反应的处理

（1）注意 NSAIDs 类药物对肝肾功能的影响，必要时术后复查肝肾功。

（2）注意后应激性溃疡及心脑血管意外的可能。

（3）注意预防恶心呕吐不良反应，可常规预防性应用胃复安或中枢性止吐药；常规合用制酸剂（奥美拉唑、泮托拉唑）、止呕剂（托烷司琼或胃复安）。

3. 出院带药 出院早期会有疼痛出现，带 1~2 周用药，氟比洛芬凝胶贴膏氨酚曲马多片。

（三）疼痛评估流程

1. 患者入院 2 小时内，护士进行首次疼痛评估，此后每日对患者进行至少 1 次评估（在护理巡视测量体温、脉搏、血压、呼吸等生命体征时进行，包括疼痛的部位、性质、程度、发生频率、持续时间、活动时疼痛程度，并记入登记表），或根据医嘱进行评估，并记录在《疼痛护理单》中。当患者镇痛不满意时，护士及时进行评估，报告医生，并记录入《疼痛护理单》中。

2. 对于评估疼痛评分＞ 3 分的患者，护士将评估结果报告医生，由医生决定处理措施。

3. 给予药物治疗干预后 1 小时，护士应进行追踪评估，记录评估结果，绘制在体温单最近的时间格内。

4. 使用"平乐痛尺"对患者进行疼痛评分。

（四）疼痛评估注意事项

1. 以评估流程为准则，不仅要评估患者静息状态，而且还应综合评估深呼吸时、咳嗽时、下地行走时的疼痛强度，以及康复训练时的疼痛强度和对睡眠的影响程度等。

2. 护士将入院患者的疼痛评估均记录于《疼痛护理单》中。

3.《疼痛护理单》将作为医生制订镇痛方案的基础依据。

（五）疼痛管理的目标

1. 患者疼痛评分≤ 3 分。

2. 24 小时疼痛频率≤ 3 次。

3. 24 小时内需要解救药物≤ 3 次。

4. 消除患者对手术的恐惧及焦虑情绪。

5．术后患者尽早进行无痛功能锻炼。

6．降低术后并发症。

（六）围手术期疼痛处理

有效的围手术期疼痛处理应包括术前、术中及术后三个阶段，术中镇痛由麻醉科医生承担，参见图5-8。

1．术前镇痛　部分患者由于原发疾病需要术前镇痛治疗，考虑到药物对出血的影响（如阿司匹林），应换用其他药物或停止使用。

2．术后镇痛　术后疼痛强度高，炎症反应重；不同手术的疼痛强度及疼痛持续时间有较大差异，与手术部位及手术类型相关。术后禁食者可选择静脉点滴等其他给药方式。

3．镇痛方案

（1）术前镇痛（入院～术前1日）：

①轻度疼痛（1~3分）：中医治疗（平乐验方制剂口服、平乐中药封包、冷疗、中药涂擦、艾灸、穴位贴敷、耳穴埋豆等），心理治疗，物理治疗。

②中度疼痛（4~6分）：应用NSAIDs类药物、阿片类药物，静滴酮咯酸氨丁三醇注射液及口服氨酚曲马多片，必要时帕瑞昔布静注；中医治疗（平乐验方制剂口服、平乐中药封包、冷疗、中药涂擦、艾灸、穴位贴敷、耳穴埋豆等）；心理治疗；物理治疗。

③重度疼痛（7~10分）：NSAIDs类联合强效阿片类药物，在中度疼痛用药的基础上联合地佐辛静滴。

（2）术中镇痛：由麻醉科医师处理。

（3）术后镇痛：

①轻度疼痛（1~3分）：心理治疗、物理治疗、中医治疗（针灸、耳穴）等。

②中度疼痛（4~6分）：应用NSAIDs类药物阿片类药物，静滴酮咯酸氨丁三醇注射液及口服氨酚曲多片，必要时帕瑞昔布静注。可超前应

用丁丙诺啡透皮贴剂。

③重度疼痛（7~10 分）：NSAIDs 类联合强效阿片类药物。在中度疼痛用药的基础上联合地佐辛静滴。

（3）出院疼痛管理：出院早期会有疼痛出现，带 1~2 周用药，如丁丙诺啡透皮贴剂、氨酚曲马多片。

4．不良反应处理

（1）注意 NSAIDs 类药物对肝肾功能的影响，术后第一日、第三日、第七日复查肝肾功。

（2）注意高选择性 COX-2 抑制剂术后应激性溃疡及心脑血管意外的可能。

（3）注意预防恶心呕吐不良反应，可常规预防性应用胃复安或中枢性止吐药；常规合用制酸剂（奥美拉唑、泮托拉唑）、止呕剂（托烷司琼或胃复安）。

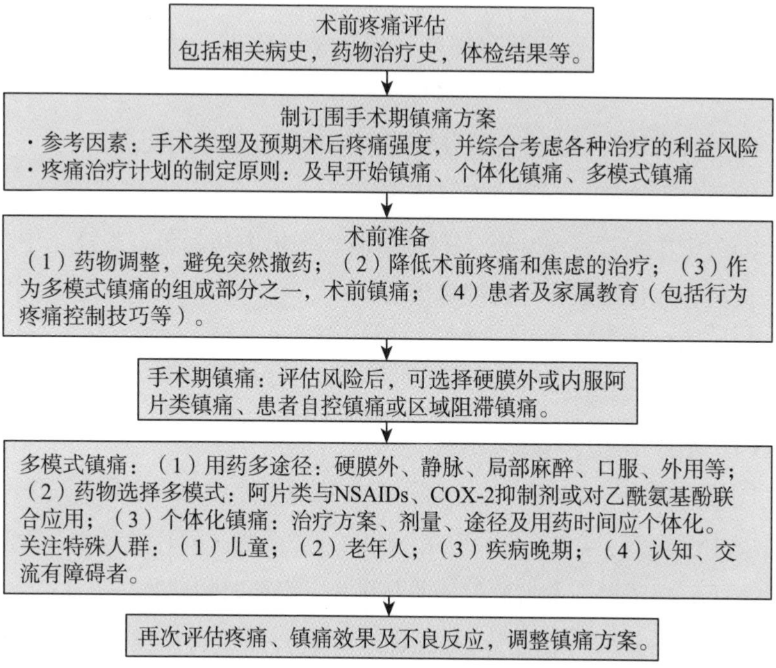

术前疼痛评估
包括相关病史，药物治疗史，体检结果等。

↓

制订围手术期镇痛方案
·参考因素：手术类型及预期术后疼痛强度，并综合考虑各种治疗的利益风险
·疼痛治疗计划的制定原则：及早开始镇痛、个体化镇痛、多模式镇痛

↓

术前准备
（1）药物调整，避免突然撤药；（2）降低术前疼痛和焦虑的治疗；（3）作为多模式镇痛的组成部分之一，术前镇痛；（4）患者及家属教育（包括行为疼痛控制技巧等）。

↓

手术期镇痛：评估风险后，可选择硬膜外或内服阿片类镇痛、患者自控镇痛或区域阻滞镇痛。

↓

多模式镇痛：（1）用药多途径：硬膜外、静脉、局部麻醉、口服、外用等；（2）药物选择多模式：阿片类与NSAIDs、COX-2抑制剂或对乙酰氨基酚联合应用；（3）个体化镇痛：治疗方案、剂量、途径及用药时间应个体化。关注特殊人群：（1）儿童；（2）老年人；（3）疾病晚期；（4）认知、交流有障碍者。

↓

再次评估疼痛、镇痛效果及不良反应，调整镇痛方案。

图 5-8　围手术期疼痛流程处理

5．注意事项

（1）医生根据患者的手术类型和疼痛评估结果制定围手术期镇痛方案，并持续评估患者疼痛，根据评估结果进行疼痛治疗方案的调整。

（2）医生为患者制订康复锻炼的镇痛方案，使患者尽早在无痛条件下进行康复锻炼（包括院内和出院后）。

（3）在治疗患者疼痛的同时密切关注患者心理情况，因手术疼痛可能导致患者出现抑郁、焦虑、睡眠障碍等心理问题，若发现患者出现上述问题，应先给予心理疏导，必要时给予抗焦虑、抗抑郁，镇定安神治疗，效果不佳者，可请精神科医生会诊。

（七）胫腓骨骨折镇痛方案

胫腓骨骨折镇痛管理流程参见创伤科疼痛管理（图 5-7）。

1．镇痛方案的原则

（1）超前镇痛：术前提高痛阈，减少术后痛觉过敏。

（2）多模式镇痛与联合镇痛：提高镇痛效果，减少单一用药及不良反应。

（3）按时镇痛：在疼痛发作或者疼痛加重前给予用药。

（4）物理镇痛：石膏或支具固定镇痛。

（5）中医治疗：平乐验方制剂口服、平乐中药封包、冷疗、中药涂擦、艾灸、穴位贴敷、耳穴埋豆等。

（6）心理护理。

2．镇痛方案施行

（1）术前镇痛（入院~术前 1 日）：

①轻度疼痛（1~3 分）：心理治疗、物理治疗、中医治疗等。

②中度疼痛（4~7 分）：应用 NSAIDs 类药物、阿片类药物，静滴酮咯酸氨丁三醇注射液及口服氨酚曲马多片，必要时帕瑞昔布静注。

③重度疼痛（7~10 分）：NSAIDs 类联合强效阿片类药物。在中度疼痛用药的基础上联合地佐辛静滴。

（2）术后镇痛：

①轻度疼痛（1~3分）：心理治疗、物理治疗、中医治疗等。

②中度疼痛（4~7分）：应用 NSAIDs 类药物、阿片类药物，静滴酮咯酸氨丁三醇注射液及口服氨酚曲马多片，必要时帕瑞昔布静注。可超前应用阿片类药物贴剂。

③重度疼痛（7~10分）：NSAIDs 类联合强效阿片类药物。在中度疼痛用药的基础上联合地佐辛静滴。

（3）出院疼痛管理：出院早期会有疼痛出现，带1~2周用药。

①氟比洛芬酯凝胶膏。

②氨酚曲马多片。

（4）不良反应处理：

①注意 NSAIDs 类药物对肝肾功能的影响，必要时复查肝肾功。

②注意术后应激性溃疡及心脑血管意外的可能。

③注意预防恶心呕吐不良反应，可常规预防性应用胃复安或中枢性止吐药。

（5）反馈机制：

①护士评估后，实时反馈主管医师，根据评分情况，由主管医师做出医嘱处理，并在床头登记表上登记处理措施及完成时间（主管医师不在由值班医师处理），医师处理需在10分钟内完成。

②医生处理后，护士在完成医嘱治疗后1小时后再次评估患者疼痛情况并记录数据，并告知医师，医师根据评分决定是否继续进行干预。

（6）监督机制：

①医师对疼痛处理执行不力的，护士可上报护士长，由护士长进行协调。

②为贯彻镇痛方案一致性，护士有权对执行非方案外的镇痛药物进行监督并报告科室领导。

③病房主管对每位出院患者进行疼痛满意度调查，对调查结果进行

反馈，科室根据调查结果对镇痛方案进行调整。

八、老年骨科疼痛管理

老年骨科诊疗的对象多为 60 岁以上的老年患者，这一特殊人群对疼痛的认知、敏感程度均不同于其他年龄段的人群。此外，老年人身体机能减退，肝肾功能减弱，对药物的吸收较差、代谢时间相对较长，选择药物的种类、剂量都需要我们慎重考虑。有些老年人本身就有心血管、消化系统方面的疾患，我们还应密切关注止痛药物的一些不良反应。有些老年人存在一定程度的认知障碍，给我们对疼痛的评估会造成一定程度上的影响。因此，针对这一特殊的人群，老年骨科的镇痛方案在这些方面有所侧重。

（一）加强老年疼痛患者的相关知识健康宣教

1. 由于个人经历、生活环境及文化价值观等因素影响一部分老年患者对疼痛的认知和反应。传统的理念认为：患者应该忍受疼痛，只有重度疼痛才需要处理，手术后疼痛是正常的、不可避免的。他们认为，任何一点疼痛的表现都会被看作是软弱和羞耻的表现。因此向患者讲解疼痛的危害性，它会导致患者产生焦虑、烦躁、失眠、血压升高、免疫功能下降等一系列变化。告知患者及时处理疼痛对患者的益处，鼓励患者及时报告疼痛。

2. 针对患者存在的对疼痛及镇痛措施的认识误区，有些患者害怕止痛药会成瘾从而拒绝用药，对这部分患者要进行个体化的有针对性的健康教育，使其获知对疼痛管理的方法，包括物理、药物、心理支持等方法，并根据自身情况进行选择。

3. 鼓励患者间经验交流，选择病情允许、善于表达、性格开朗、疼痛控制比较理想的患者以自身情况为例，与其他患者进行经验交流，互相沟通，通过这种"现身说法"，使患者的依从性增加。

（二）注重老年疼痛患者的情感支持疗法

1. 老年疼痛患者常伴有焦虑、紧张情绪，需要重视对患者进行健康教育，与其沟通，用安慰性的语言鼓励患者，协助患者进行日常活动，为患者提供合理化建议，教会其缓解疼痛的方法。

2. 给予患者情感上的支持，帮助患者树立战胜疼痛的信心，减轻其焦虑、恐惧等心理，可提高痛阈值，以达到减轻疼痛的目的。

（三）疼痛感知能力下降的老年疼痛患者的疼痛评估

老年人各种生理机能减退，可能会对疼痛刺激的感知降低。同时这一代人，成长经历困难，以前往往有多次疼痛耐受体验，这些都会减少患者对疼痛的敏感性，使其有更高的疼痛阈值。因此，要加强对此类患者的疼痛评估并密切观察，分析其疼痛特点及规律，给予适当的处理。

（四）无法自我报告的老年疼痛患者的疼痛评估

此类患者包括老年痴呆患者、危重患者及临终患者，他们由于认知能力及沟通能力障碍，不能正常表达他们的疼痛程度，往往得不到合适的诊疗及护理。因此评估此类患者的疼痛程度，需要通过医护人员观察患者与疼痛相关的行为和对疼痛治疗的反应，给予充分、精确和有意义的衡量，并根据疼痛的评价来检测药物疗法与非药物疗法的疗效，采用的评估工具：晚期老年痴呆症疼痛评估量表（C-PAINAD）。

该量表是由美国的老年学医护学者结合老年痴呆症不适量表和婴孩姿势疼痛行为量表设计而成。

（五）老年疼痛患者的镇痛方法选择

针对老年人身体机能减退，肝肾功能减弱，对药物的吸收较差、代谢时间相对较长，选择药物的种类、剂量都是要考虑的因素。

1. 一般支持疗法　首选非药物疗法，通过情感支持疗法、转移注意力、深呼吸、改变体位、耳穴压豆、针灸艾灸、冷疗、中低频及红外线等理疗方法，缓解轻度疼痛。

2. 无创给药　给与外敷中药三七散止痛，尽量口服给药，同时观察胃肠道反应。

3. 按时给药　根据药物的作用时间及患者的疼痛程度决定给药时间间隔，有规律的按时给药，让疼痛持续缓解；不主张按需给药。

4. 超前镇痛　术前给药适量镇痛药，能减轻术后疼痛，减少镇痛药的用量，延长镇痛时间。

5. 按阶梯给药　根据疼痛程度及病情需要，按阶梯由弱到强逐步选择不同强度的镇痛药。

6. 用药个体化　根据不同个体对药物敏感度的差异、既往使用镇痛药的情况及药物的药理特点，来确定药物种类和剂量。同时，要定期评估患者的疼痛强度和用药反应，及时调整用药剂量。

（六）对老年疼痛患者要特别观察药物的不良反应

老年人生理机能减退，有些老年人本身就有心血管、消化系统方面的疾患，我们还应密切关注止痛药物的一些不良反应。

1. 嗜睡　医护人员要注意评估患者出现嗜睡的时间及持续时间，分析原因，及时排除导致嗜睡的其他内科疾患。

2. 呼吸抑制　用药时要考虑患者的年龄、肝肾功能，注意适当减少剂量，严格遵循药物的使用方法。

3. 恶心、呕吐。

4. 便秘。

5. 皮肤症状　主要是瘙痒、出汗、痛觉过敏等。

6. 躯体及心理依赖性。

（七）老年骨科围手术期疼痛规范化治疗

1. 围手术期疼痛规范化管理　见表5-4。

表 5-4 老年骨科围手术期疼痛规范化管理

时间	方案
术前疼痛评估	包括诊断、病史、药物史、体格检查和相关辅助检查结果、疼痛评分。
术前疼痛用药	轻度疼痛（NRS 评分 ≤ 3 分）：非药物、外用药、NSAIDs 或者 COX-2 抑制剂、中药。
	中重度疼痛（NRS 评分 4~6 分）：非药物、外用药、NSAIDs 或者 COX-2 抑制剂、中药联合复方镇痛药、中枢类镇痛药物（盐酸曲马多缓释片）、或阿片类药物（度冷丁、吗啡或地佐辛）。
	重度疼痛（NRS 评分 ≥ 7 分）：使用复方镇痛药、强阿片类药物及多模式镇痛。
术晨及手术开始前	术前 30 分钟由护士执行，或麻醉开始时由麻醉医师执行：静注或者肌注 NSAIDs。
	全麻手术开始时、区域麻醉在手术结束时：推荐切口皮肤及皮下组织使用鸡尾酒进行局部阻滞。
术后48小时	轻度疼痛患者（小手术：闭合钢针手术、切口较小的软组织手术或切口不大的取内固定手术的患者）：非药物、外用药、中药、NSAIDs：静注或者肌注。
	中度疼痛患者（NRS 评分 4~6 分；切口较大的软组织手术或切口较大的取内固定手术，切开内固定手术的患者）：非药物、外用药、中药、复方镇痛药、NSAIDs 联合中枢类镇痛药或者联合阿片类药物。
	重度疼痛患者（NRS 评分 ≥ 7 分；多发骨折手术，关节置换手术，对疼痛非常敏感的手术患者）：复方镇痛药、镇痛泵及多模式镇痛 + 辅助用药（非药物、外用药、中药）。
术后48小时以后	反复评估疼痛，镇痛效果及不良反应，调整镇痛方案。
注意事项	强调个体化镇痛（老年、合并内科疾病者，认知、交流有障碍者）。
	老年患者用药：注意掌握剂量，药物副作用，不良反应，药物相互作用。
注意镇痛药物不良反应	NSAIDs 或者 COX-2 抑制剂：胃肠道反应，心脑血管意外，肾脏损害，肝损害，血小板功能异常。（尽可能短期使用，同时使用质子泵抑制剂）
	阿片类药物：恶心呕吐，胃肠蠕动减弱，精神异常，依赖性，呼吸抑制。
疼痛控制原则	超前镇痛，多模镇痛，按时给药，口服首选，联合镇痛，足程足量，个体镇痛。

2. 骨折围手术期规范化治疗方法

（1）术前：

①制动、固定：夹板或石膏、牵引、改变体位。

②中医药治疗：耳穴埋豆、中药外敷、内服中药、冷敷。

③西医治疗：三级镇痛阶梯用药。

④减少疼痛的其它措施：减少搬动引起的疼痛，如进行床边心电图、床边B超、床边拍片等；如需搬运，使用铲式担架、滑动过床板、临时固定支具等。

（2）术中：确保麻醉起效后再进行无痛化操作。

（3）术后：

①中医药治疗：耳穴埋豆、冷敷、中药外敷、内服中药、穴位按摩、平乐郭氏荣肌揉筋手法、针灸、艾灸、理疗。

②西医治疗：三级镇痛阶梯用药。

③多模式镇痛：携带自控式镇痛泵、复方镇痛药、辅助用药（外用药、镇静药、抗焦虑药、肌松药等）。

④减少疼痛的其它措施：改变体位，情志护理等。

3. 膝关节置换围手术期规范化治疗方法

（1）术前：三级镇痛阶梯用药。

（2）术中：麻醉起效后，无痛化操作，如用止血带，减少止血带时间。手术流程规范化，减少手术创伤。

鸡尾酒疗法：按表5-5配制成药液。

表5-5 鸡尾酒疗法药液配比

药物	用量
罗哌卡因	300mg/30mL
肾上腺素（1：100）	0.5mL
吗啡	2.5mL
生理盐水	70mL
液体总量	100mL

假体植入前：取 25mL 药液注入股骨内、外髁，后关节囊；取 25mL 注入胫骨内侧、后方骨膜。

假体植入后：取 25mL 药液注入髌上囊、滑膜、内侧副韧带、鹅足腱、髌下腱。

缝皮前：取 25mL 药液注入皮肤及皮下组织。

（3）术后：

①中医药治疗：耳穴埋豆、冷敷、中药外敷、内服中药、穴位按摩、平乐郭氏荣肌揉筋手法、针灸、艾灸、理疗。

②西医治疗：三级镇痛阶梯用药。

③多模式镇痛：携带自控式镇痛泵、复方镇痛药、辅助用药（外用药、镇静药、抗焦虑药、肌松药等）。

④减少疼痛的其它措施：改变体位，情志护理等。

4. 髋关节置换围手术期规范化治疗方法

（1）术前：三级镇痛阶梯用药。

（2）术中：麻醉起效后，无痛化操作；手术流程规范化，减少手术创伤。

（3）术后：

①中医药治疗：耳穴埋豆、冷敷、中药外敷、内服中药、穴位按摩、平乐郭氏荣肌揉筋手法、针灸、艾灸、理疗。

②西医治疗：三级镇痛阶梯用药。

③多模式镇痛：携带自控式镇痛泵、复方镇痛药、辅助用药（外用药、镇静药、抗焦虑药、肌松药等）。

④减少疼痛的其它措施：改变体位，情志护理等。

九、疼痛科（颈肩腰腿痛科）疼痛管理

（一）病房疼痛管理

病房疼痛管理诊疗规范见表 5-6，病房中重度疼痛处理流程见图 5-9，临床常用慢性疼痛护理记录单见附表 3。

表 5-6 病房疼痛管理诊疗规范

住院护士为住院患者讲解疼痛评估方法进行疼痛评估，并记录疼痛评分汇报接诊医师

接诊医生询问患者疼痛相关情况，进行相关查体，及相关辅助检查明确诊断，并根据已记录的疼痛评分进行疼痛分级

疼痛分级	中度疼痛（NRS：4~6分）	重度疼痛（NRS：7~10分）
本科常见病	1.项痹（颈椎病），2.肩凝证（肩周炎），3.腰扭伤，4.腰椎间盘突出症，5.骨痹（膝关节骨关节炎），8.大偻（强直性脊柱炎），9.肘痹（肱骨外上髁炎），13.痛风（痛风性关节炎），14.腰椎滑脱症，15.腰椎管狭窄症，16.胫痹（类风湿性关节炎），12.鹅足腱膜炎（鹅足部腱膜炎），17.第三腰椎横突综合征，18.踝关节扭伤，19.足跟痹（跟痛症），20.落枕，21.痹证（风湿性关节炎，风湿性肌炎）	1.项痹（颈椎病），7.膝痹（髌骨软化症），6.腰臀肌筋膜炎，11.髌骨软化症，尺骨鹰嘴炎，16.胫痹（类风湿性关节炎，风湿性肌炎），12.鹅足腱膜炎（鹅足部腱膜炎），10.足跟痹
中西医治疗选择比	中医治疗比率≥50%	中医治疗比率≥30%
中医治疗（选用）	①~⑩	①③⑦⑩
物理治疗（选用）	①~⑪	⑩
中药治疗（选用）	①~⑥	②③⑤⑥
西药治疗（选用）	1.非甾体抗炎药：双氯芬酸钠，塞来昔布，托考昔，阿司匹林，赖氨匹林，美洛昔康，尼氟酸，萘普生，氟比洛芬，酮咯酸（注射） 2醋凝胶膏，复方氨酚曲马多（外用）利多卡因软膏（外用）复方立遶沙宗（口服） 3.肌松药：乙哌立松（口服） 4.皮质类固醇类：地塞米松，倍他米松（注射） 5.脱水剂：甘露醇（注射） 6.生物制剂：重组人类II型肿瘤坏死因子受体-抗体融合蛋白（注射）	1.阿片类：曲马多，氢吗啡酮（注射或口服），丁丙诺啡贴剂，芬太尼贴剂（外用），杜冷丁（注射） 2.肌松剂：乙哌立松（口服） 3.非甾体抗炎药：氟比洛芬，酮咯酸（注射） 4.激素类：地塞米松（注射） 5.脱水剂：甘露醇 6.生物制剂：重组人类II型肿瘤坏死因子受体-抗体融合蛋白（注射） 7.静脉镇痛泵：1）舒芬太尼＋氟比洛芬；2）舒芬太尼＋氟比洛芬；3）地佐辛＋氟比洛芬曲马多
微创治疗（选用）	1.选择性神经根阻滞术；2.射频热凝术；3.臭氧消融；4.椎间盘旋切术；5.椎间孔镜；6.小针刀；7.局部注射；8.关节腔注射；9.银质针治疗；10.拨针	1.选择性神经根阻滞术；2.硬膜外注射；3.镇痛泵；4.小针刀；5.局部注射；6.关节腔注射；7.骶管注射

续表

再次评估	12小时后进行疼痛评估		2小时后进行疼痛评估	
疼痛分级	无痛 0分	轻度疼痛（NRS: 1~3分）	中度疼痛（NRS: 4~6分）	重度疼痛（NRS: 7~10分）
处理方案	考虑出院或维持原治疗方案	中西医治疗选择比（中医治疗比率≥70%） 中医治疗（选用）①~⑩ 物理治疗（选用）①~⑪ 中药治疗（选用）①③④⑤	1.调整镇痛药物及辅助药物 2.调整物理及中医治疗 3.注意治疗不良反应 4.调整微创治疗方案 5.按上述疼痛评分重复上述路径	1.请主任医师诊治 2.调整镇痛药物及辅助药物 3.调整物理及中医治疗 4.注意治疗不良反应 5.调整微创治疗方案 6.再确定诊断
反复评估	无痛（0分）	轻度疼痛（NRS: 1~3分）24小时后进行疼痛评估1次 按疼痛评分，重复上述路径，根据镇痛效果及不良反应，调整镇痛方案。	中度疼痛（NRS: 4~6分）12小时后进行疼痛评估1次	重度疼痛（NRS: 7~10分）2小时后进行疼痛评估1次
处理	1.考虑出院 2.维持原治疗方案			1.组织全科讨论 2.根据镇痛效果及不良反应，调整镇痛方案。 3.调整镇痛方案 4.按疼痛评分重复上述路径

注：中医治疗：①手法推拿，②中药薰蒸，③针灸，④艾灸，⑤隔物灸，⑥红外线，⑦中药封包，⑧热電包，⑨拔火罐，⑩耳穴压豆

物理治疗：①美式整脊，②牵引，③干扰电，④红外线，⑤中频，⑥低频，⑦微波，⑧超声波，⑨磁振热，⑩冷敷，⑪冲击波

中药治疗：①中药方剂对症施治（口服），②罗通定（注射或口服），③三七散（外用），④麝香止痛膏（外用），⑤南星止痛膏（外用），⑥雷公藤多苷片（口服）。

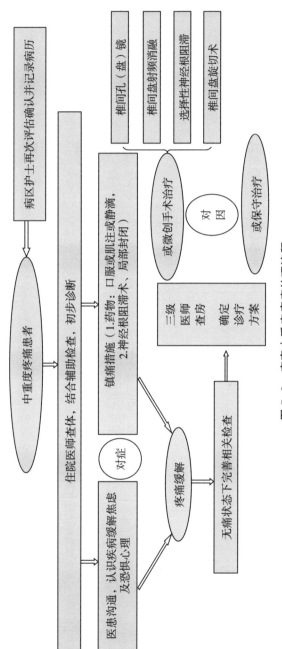

图 5-9 病房中重度疼痛处理流程

附3　慢性疼痛护理记录单

科别：疼痛科病区　　床号：808 床　　姓名：程　字　　年龄：54　岁　姓别：女　　住院号：17000670

日期	时间	体温℃	脉搏次/分	呼吸次/分	血压mmHg	血氧饱和度%	吸氧L/分	健康宣教	辩证实膳	中医操作	最重程度	最轻程度	最疼痛部位	镇痛措施	对治疗缓解程度	对睡眠的影响	对活动的影响	特殊情况记录	签名
											过去 24h 内疼痛								
2017-03-06	11:00									K	5	2	腰		50%		行走	已告知护疗注意事项。	诗
03-07	10:52							检查	√		√	√	臂	AB	无	√	√	指导患者进食当归羊肉汤，睡前喝牛奶。	问
03-08	10:53										4	2	√	√	20%40%	√	√		方
03-09	10:42							锻炼										患者诉睡眠改善。	迅
03-18	11:02							出院										患者睡眠好，ADL 评分 100 分。	迅

注意：
1. 中医操作：A 穴位按摩法 B 艾条灸条法 C 涂药法 D 湿敷法 E 耳穴埋豆 F 拔火罐法 G 熏洗法 H 刮痧法 I 中药热奄包穴法 J 红外线理疗 K 低、中频穴位 L 中药封包外敷 M 穴位低频脉冲电治疗+磁疗 N 中药灌肠 O 中药雾化吸入 P 穴位贴敷 Q 蜡疗治疗 R 微波 S 气压 T 子午流注逢时开穴治疗 U 干扰电。
2. 疼痛程度数字评分法（NRS）：用 0～10 数字代表不同程度的疼痛，0 为无痛，10 为最剧烈疼痛；慢性疼痛患者应每周评估一次，如评分＞5 分，则每天评估一次；急性疼痛每评估一次，如评分＞8 分，应立即通知医生。
3. 疼痛缓解程度（百分比量表）：无缓解 0% 10% 20% 30% 40% 50% 60% 70% 80% 90% 100% 完全缓解
　　镇痛措施：A 药物 B 物理 C 有创。
4. 疼痛和睡眠和活动的影响：0% 10% 20% 30% 40% 50% 60% 70% 80% 90% 100%
　　无影响　　　　　　　　　　　　　　　　　极度缓解
5. 压力性损伤风险 Braden 评分：15～18 分提示危险；13～14 分提示中度危险；10～12 分提示高度危险；＜9 分提示极度危险。
6. 跌倒 Morse 评分：最少分＜24 分为轻度危险；25～44 分为中度危险；＞45 分为高度危险。
7. 意识：清醒，嗜睡，模糊，昏迷，浅昏迷，深昏迷，镇安状态。
8. 瞳孔反射：灵敏（+），迟钝（±），消失（-）；瞳孔直径测测对照图（mm）：● ● ● ● ● 1 2 3 4 5

（二）门诊疼痛管理

表 5-7 门诊疼痛管理诊疗规范

门诊护士为首诊患者讲解疼痛评估方法进行疼痛评估，并记录录疼痛评分汇报医师

门诊医生询问患者疼痛部位、性质、时间、加重因素、睡眠等相关情况，进行相关查体，及相关辅助检查明确诊断，同时根据病历记录疼痛评分进行疼痛分级。

疼痛分级	轻度疼痛（NRS：1~3分）	中度疼痛（NRS：4~6分）	重度疼痛（NRS：7~10分）
本科常见病	1.项痹（颈椎病），2.肩凝症（肩周炎），3.腰扭伤，4.腰椎间盘突出症，5.骨痹（骶髂关节炎），6.腰臀肌筋膜炎，7.膝痹（膝关节骨性关节炎），8.大偻（强直性脊柱炎），9.肘痹（肱骨外上髁炎，肱骨内上髁炎，尺骨鹰嘴炎），11.髌骨软化症，12.鹅足腱膜炎（鹅足部腱膜炎），13.痛风（痛风性关节炎），14.腰椎滑脱症，15.腰椎管狭窄症，16.尪痹（类风湿关节炎），17.第三腰椎横突综合征，18.踝关节扭伤，19.足跟痹（跟痛症），20.落枕（落枕），21.痹症（风湿性关节炎，风湿性肌肉炎）		
中西医治疗选择比	中医治疗比率≥70%	中医治疗比率≥50%	中医治疗比率≥30%
中医治疗（选用）	①~⑩	①~⑩	①③⑦⑩
物理治疗（选用）	①~⑪	①~⑪	⑩
中药治疗（选用）	①③④⑤	①~⑤	②③④⑤

注：中医治疗：①手法推拿，②中药薰蒸，③针灸，④艾灸，⑤隔物灸，⑥红外线，⑦中药封包，⑧热奄包，⑨拔火罐，⑩耳穴压豆

物理治疗：①美式整脊，②牵引，③干扰电，④红外线，⑤中频，⑥低频，⑦微波，⑧超声波，⑨磁振热，⑩冲击波，⑪冷敷

中药治疗：①中药方剂对症施治（口服），②罗通定（注射或口服），③三七散（外用），④麝香止痛膏（外用），⑤南星止痛膏（外用）

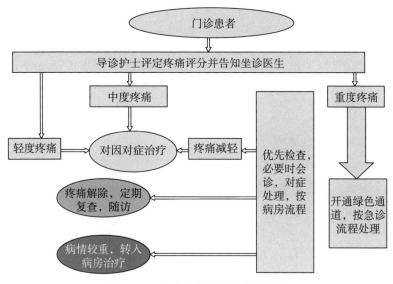

图 5-10　疼痛科门诊疼痛处理流程

十、康复科疼痛管理

（一）骨伤科患者术后康复期疼痛治疗工作的重要性

骨折术后康复期疼痛是骨伤患者最常见的症状之一，术后康复疼痛多为长期的慢性疼痛，或康复训练时的瞬时疼痛，疼痛强度轻、时间长、炎症反应轻。疼痛如果得不到缓解，患者将感到不适，可能会引起或加重患者的焦虑、抑郁、乏力、失眠、食欲减退等症状，严重影响骨伤科患者的手术治疗与功能康复。

（二）骨伤科患者术后康复患者疼痛管理的目标

1. 总体目标

（1）根据疼痛管理流程，完善疼痛评估体系，通过对患者疼痛进行评估，实施个体化、多模式、超前的镇痛方案以及积极与患者沟通教育达到缓解、减轻患者疼痛，提高手术疗效和功能恢复，提高患者的生活质量。

（2）对骨伤康复轻度疼痛患者采用非药物治疗技术治疗，对中、重度疼痛患者结合采用药物治疗及时干预。

2．具体目标

（1）24 小时疼痛频率 ≤ 2 次。

（2）消除患者对解除粘连及牵拉挛缩组织手法的恐惧及焦虑情绪。

（3）提高患者对康复治疗质量的整体评价，提高患者满意度。

（4）减少并发症。

（三）实施步骤

1．开展疼痛管理宣教，争取骨伤科术后患者实现早期功能康复（术前开始介入），减少患者康复治疗过程中的疼痛，提高康复疗效，提高患者满意度。

2．科室建立专业团队，由骨科医师、康复医师、康复治疗师及康复护士负责疼痛评估与治疗工作。

3．康复医师、治疗师要熟练掌握疼痛评估方法，独立开展工作。

4．护士要熟练掌握疼痛护理操作流程，协助医师、治疗师进行疼痛评估与治疗，做好患者的宣教工作。

5．科室医护人员熟悉疼痛规范化培训手册。

6．住院患者入院后 2 小时内完成对患者的全面疼痛评估；门诊患者根据其具体情况再考虑是否需要进行疼痛评估。

7．落实患者知情同意制度，向患者及家属告知开展疼痛治疗的目的与意义。

8．按疼痛规范化治疗方案实施减痛治疗。

9．患者同意接受无痛康复时，有需要时请麻醉科医生会诊。

（四）疼痛的治疗

骨折术后康复期疼痛包括原发疾病和并发症引起的疼痛，或两者兼而有之。

1. 康复期镇痛的目的

（1）减轻术后疼痛，提高患者的生活质量。

（2）提高患者对手术质量的整体评价。

（3）使患者更早地开展康复训练。

（4）降低术后并发症。

（5）提高康复疗效。

2. 治疗方法　根据患者的疼痛评估结果分为非药物治疗和药物治疗。

（1）非药物治疗：适用于疼痛评分为（1~3分）轻度疼痛，拒绝药物治疗的中度疼痛或与药物治疗相结合的中、重度疼痛患者。

常用方法：

①患者教育。

②手法治疗：关节松动Ⅰ、Ⅱ级手法，神经松动术，推拿按摩等。

③物理治疗：冷疗、热敷、蜡疗、针灸，低频、中频脉冲电治疗，经皮电刺激疗法、干扰电治疗，超声波治疗、低周波治疗、激光疗法、冲击波治疗等。

④分散注意力。

⑤放松疗法及自我行为疗法等。

非药物治疗对不同类型疼痛有不同的治疗效果及注意事项，应根据疾病及其进展选择不同的治疗方法。

（2）药物治疗：适用于疼痛评分为4~6分的中度疼痛患者，轻度疼痛的患者也根据需要使用药物治疗。

局部外用药物：

①各种 NSAIDs 乳胶剂、膏剂、贴剂和非 NSAIDs 擦剂辣椒碱，或

外敷中药，中药熏洗等。

②超前使用局部外用局麻药镇痛：复方利多卡因乳膏外用可有效缓解康复治疗过程中局部粘连撕裂所产生的急性疼痛及神经损伤所致的急性疼痛。

（3）麻醉科协助下治疗：疼痛评分为 7~10 分的重度疼痛患者，中度疼痛患者也可根据情况请麻醉科协助处理。

（五）疼痛治疗中患者及家属的宣教

履行病情告知义务，尊重患者知情同意的权利。实施疼痛规范化治疗前，向患者及其家属告知开展疼痛治疗的目的、风险、注意事项、可能发生的不良反应及预防措施。

疼痛治疗过程中，患者及家属的理解和配合至关重要，应当有针对性的开展康复期镇痛治疗知识宣传教育。重点宣教以下内容：

1. 鼓励患者主动向医护人员描述疼痛的程度。

2. 康复期的剧烈疼痛可通过药物治疗有效控制，患者应当在医师指导下进行康复功能锻炼，规律用药。

3. 镇痛治疗是手术后康复治疗的重要部分，忍痛对患者有害无益。

十一、手术室围手术期疼痛规范化治疗

（一）麻醉前

麻醉前一天，麻醉医生访视患者，根据患者情况，确定麻醉方式和建议术后是否需要自控镇镇痛泵，并签订相关协议书。手术室护士术前一天访视患者，介绍手术室的情况为患者做心理疏导以减轻患者术前紧张和焦虑；入手术室麻醉前，做区域麻醉的患者，麻醉医生根据患者的当时状态确定是否给予镇静、镇痛药后再实施区域麻醉。神经阻滞均在 B 超监视下用 5.5 号细长针穿刺行神经阻滞，穿刺时患者几乎无痛感；椎管内麻醉，单纯腰麻采用腰硬联合包中的细针进行穿刺完成麻醉，必要时辅助

局麻完成，腰硬联合麻醉，穿刺点先充分局麻，然后完成腰硬联合穿刺进行麻醉；全身麻醉，异丙酚有输注痛，在输注异丙酚之前先输注阿片类药物或在输注异丙酚的输液通道上给予 1% 的利多卡因 1~2mL，或在丙泊酚中加入低剂量的利多卡因以减轻输注异丙酚引起的疼痛。

（二）麻醉中

区域麻醉及时评价麻醉效果，如麻醉效果Ⅰ（阻滞范围完善，患者无痛、安静、肌松满意，为手术提供良好条件），根据患者的意愿是否同意复合静脉镇静药休息。如麻醉效果Ⅱ（麻醉欠完善，有轻度疼痛表现，肌松欠佳，有内脏牵引痛，需用镇静剂，血流动力学有波动），及时追加麻醉药或辅助药后再次测定麻醉效果，若达到麻醉效果Ⅰ，按麻醉效果Ⅰ处理；若达不到麻醉效果Ⅰ的效果，再追加镇静镇痛药或改为全麻。杜绝患者在疼痛中完成手术。

（三）超前镇痛

大手术和多发骨折患者要贯彻超前镇痛理念，防止急性疼痛转化为慢性疼痛，术前要给予超前镇痛药。

1. 上肢骨折　如手术是闭合复位内固定手术，镇痛为在麻醉药中加入吗啡或（和）地塞米松等长效镇痛药物，使患者在麻醉消退后也能在一定的时间内无痛或相对无痛中度过。如手术是切开复位内固定手术，镇痛为在上述镇痛的基础，复合静脉 PCIA 多模式自控持续镇痛。

2. 下肢骨折　考虑多模式镇痛，在硬膜外注射吗啡或局部注射局麻加镇痛药复合静脉 PCIA 自控持续镇痛，此方案能使患者达到比较理想的镇痛。

3. 取内固定手术　考虑患者术后的疼痛程度较轻，采取超前镇痛，提高疼痛阈值，选用单次术后镇痛。

（四）术后镇痛管理

本着急患者之所急，加强镇痛访视，麻醉科镇痛电话 24 小时待命，如病区患者有需要第一时间到位。根据镇痛情况，及时合理地调整方案或追加药物，最大程度减轻患者的疼痛感。我院现在开展的镇痛服务是多模式个性化的镇痛方案。对于普通骨折患者，我们开展术后 48 小时镇痛管理，特殊病例镇痛时间延长至 72 小时。对于关节置换患者，开展术后功能锻炼期镇痛，使患者敢于下床、微笑着迈出功能锻炼的第一步。

第六章

疼痛相关知识的培训和教育

一、护理人员

（一）护理人员在疼痛管理中应具备的能力

1. 良好的沟通能力　疼痛管理工作是团队合作共同完成的工作，护士在医生、麻醉师、康复师、临床药师、患者及家属中起到沟通协调的桥梁作用。

2. 疼痛评估的能力

（1）使用疼痛评估工具进行有效的评估与记录。

（2）实时进行疼痛评估并记录。

3. 疼痛干预的能力

（1）了解镇痛药物的分类及药理作用、用量、用法。

（2）了解镇痛药物应用的基本原则和注意事项。

（3）掌握非药物干预方法的应用原则和应用方法。

4. 风险管理能力

（1）掌握镇痛药物的副作用及副作用出现时的处理方法。

（2）了解躯体依赖、心理依赖、成瘾的差别。

（3）了解特殊人群（如老年患者、儿童、意识障碍患者）的特点，有针对性地进行风险的规避。

（二）护士在疼痛管理中应掌握的知识

1．临床护士工作所需知识

（1）指导患者如何正确地自我评估疼痛。

（2）理解患者疼痛经历的复杂性。

（3）了解疼痛的分类及各类别之间的差异性。

（4）掌握疼痛管理不充分、不恰当对患者造成的不利影响。

（5）了解影响疼痛管理的各项因素。

2．护士疼痛管理培训相关内容

（1）疼痛的生理学和病理生理学。

（2）疼痛分类和常见疼痛症状。

（3）疼痛评估。

（4）心理社会学、文化、精神方面的护理。

（5）药物学和非药物学干预。

（6）特殊人群的护理，包括儿童、老年人、沟通能力障碍的患者、药物依赖的患者等。

（7）疼痛管理中可能遇到的困难及如何克服。

3．对护士进行疼痛管理培训的方法

（1）授课。

（2）查房。

（3）案例分析和小组讨论。

（4）自学。

二、患者及家属

（一）目标

1．护士的目标

（1）改善患者的疼痛相关症状，促进舒适感。

（2）丰富患者疼痛相关的知识和提高其疼痛管理意识。

（3）减少患者对疼痛及镇痛药物的误解。

（4）增加患者对疼痛治疗的依从性。

（5）有效促进医护人员与患者及家属间的有效交流。

（6）培养患者疼痛管理技能。

（7）便于患者出院后的疼痛管理。

2. 患者的目标

（1）认为疼痛可以被缓解，忍受疼痛没有益处。

（2）学会如何测量和描述自身的疼痛。

（3）了解到疼痛治疗有很多方法和途径，包括不同的药物、不同的给药途径，以及一些不同的非药物止痛方法。

（4）认识到与医生和护士的沟通十分重要。

（5）了解药物的名称、用药的注意事项。

（6）能及时有效地向医护人员报告疼痛，以及药物的副作用。

（二）骨伤科患者疼痛教育的内容

1. 首次疼痛教育　了解患者对疼痛、镇痛药物等相关知识的认识，是否既往有过疼痛体验经历及需求；向患者讲解目前疼痛管理的新观念及具体适合该患者的疼痛评估方法；告知患者出现疼痛症状时、应用镇痛药出现不良反应时应及时向护士汇报，以便及时处理。

2. 保守治疗疼痛教育　有针对性地强化疼痛相关教育，如教会患者掌握非药物镇痛方法的具体措施（分散注意力、音乐疗法、放松疗法、自我行为疗法、康复锻炼时疼痛的控制方法等），告知患者物理治疗（冷敷、热敷、经皮电刺激疗法等）、中医治疗（使用中药、推拿、针灸等）的常用方法、作用及注意事项等。

3. 术前疼痛教育　教会患者掌握非药物镇痛方法的具体措施，如音乐疗法、放松疗法、冷疗法、温热疗法等。告知患者应用超前镇痛和联合镇痛的方法可以提高患者的痛阈值，发挥镇痛的协同或相加作用，可降低单一用药的剂量和不良反应，同时提高患者对药物的耐受性、加快起效时间和延长镇痛时间，从而达到满意的镇痛效果。

4. 术后疼痛教育　有针对性地强化疼痛相关知识的教育，重点是讲解药物镇痛的作用及不良反应、功能锻炼时疼痛的控制方法等，让不愿意报告疼痛、害怕成瘾、担心出现难以治疗的不良反应的患者，解除疑虑和担忧。

通过疼痛教育进一步转变患者关于疼痛和镇痛方法的错误观念，使患者及家属配合并参与疼痛评估及治疗过程，将疼痛教育工作贯穿患者住院及治疗的始终，流程如图 6-1。

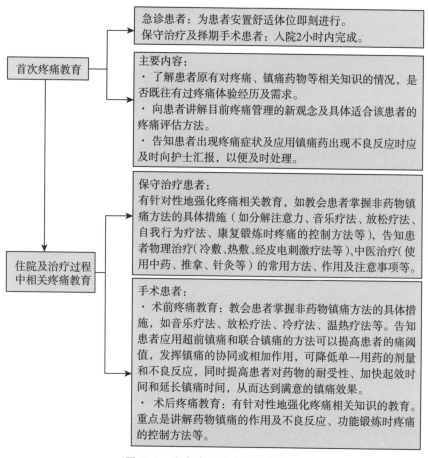

图 6-1　患者疼痛教育指引流程图

（三）患者疼痛相关教育的实施

1. 要点

（1）创造舒适安静的教学环境。

（2）提供准确的信息。

（3）每次教学内容不宜过多。

（4）使用多种教学方法。

（5）每次教育时要有短暂的休息。

（6）将最重要的内容放在最前面或最后面。

（7）使用清晰、简明的教学材料。

（8）避免使用医学术语。

（9）邀请家属一起参加。

（10）重复重点，使用鼓励性提问。

（11）评价患者对教学内容的理解程度。

（12）促进医护人员和家属间的持续沟通。

2. 教学的方法和形式

（1）护士讲解：

①口头讲解：是最基本、最有效的方式，针对患者的病情，疼痛特点，讲解患病过程中可能出现的疼痛症状、处理方法、药物使用、并发症的处理等，疼痛管理在术前、术后及功能康复期的意义。口头讲解的过程可与日常护理活动相结合，如晨晚间护理时、查房时、巡视患者时。

②提问回答：重视教育信息沟通的双向性，一方面鼓励患者提出心中的疑问，另一方面选择既往讲过的内容进行提问或讨论，从而加深对内容的认识及理解，同时可评价出患者接受疼痛教育后的掌握程度及效果。

③示教模仿：由护士进行示范操作等形式进行宣教，如放松疗法、治疗性抚摸的具体操作方法，然后让患者模仿训练，在训练中由护士进行指导、纠正，直至完全掌握。

（2）患者之间经验交流：选择病情允许、善于表达、性格开朗、疼痛控制比较理想的患者以自身情况为例，与其他患者进行经验交流，互相沟通，此种教育方法使患者消除了医患之间的距离感，更容易接受病友的建议。

（3）文字图册阅读：对于有一定文化程度的患者，采取健康教育小册子、宣传卡片、图文相册、在病房走廊墙壁布置宣传展板等文字书面形式，将教育内容交与患者自己阅读，激发患者的求知欲及主动性。对于需要进行书面教育的患者，护士应给予必要的解释，使患者正确理解疼痛教育的内容。此方式教育内容全面，又可节省时间，有效减轻护士的工作量，提高工作效率。

3. 关注特殊人群

（1）儿童：健康教育应适应其智力发展情况、认知发展、语言发展、学习水平、阅读能力、运动能力、思维能力。

（2）青少年：健康教育应适应其文化程度、学习水平、阅读能力、抽象思维能力。

（3）老年人：健康教育应适应其认知、感觉、心理活动的改变，考虑其反应时间、精力和疲劳程度。

（4）孕妇：健康教育应考虑其身体耐受程度，做好镇痛药的宣教。

附1 住院患者护理满意度调查问卷

住院患者护理满意度调查问卷

床号＿＿＿ 患者姓名＿＿＿ 住院号＿＿＿ 得分率＿＿＿

尊敬的患者朋友：

请您协助我们填写护理满意度调查表，以便我们及时发现问题，进一步改进工作，感谢您的配合和支持！祝您早日康复！

以下问题，选择一个您认为最合适的结果在相应栏打√。

一级指标	二级指标	1 很不满意	2 不满意	3 不知道	4 满意	5 非常满意
服务态度	1. 入院期间，您对护士的服务态度是否满意					
	2. 住院期间，您对护士的服务态度是否满意					
基础护理	3. 护士对您的个人清洁卫生、饮食起居给予帮助和指导					
	4. 当您遇到问题（或者按铃）时，护士能及时回应您					
	5. 护士能主动巡视病房了解您的病情和需求并协助解决					
护理告知	6. 护士能向您介绍主管护士及主管医生					
	7. 住院期间，护士能提醒您各种检查的时间和注意事项					
	8. 护士能告知您或家属药物的用法和注意事项					
	9. 护士能给您或家属介绍疾病康复锻炼知识或注意事项（如锻炼、复诊随查）					
病房管理	10. 您对病房的整体环境及卫生状况是否感到满意					
关爱患者	11. 住院期间，护士能注意保护您的隐私					
	12. 护士能关注您的心理状况并作出安慰或帮助					
工作能力	13. 您对护士操作技术（如打针、换药等）是否满意					
疼痛管理	14. 护士能正确评估您的疼痛					
	15. 当您表达出疼痛时，护士能及时给予反应					
	16. 护士能详细为您讲解有关疼痛的知识					
	17. 护士能为您提供非药物的止痛方法					
	18. 护士对您疼痛的关注程度					
您的建议						
调查人：				调查时间：		

附2 病区疼痛宣教板（一~六）

远离疼痛 护卫健康

◆ 围手术期镇痛的目的：

● 减轻术后疼痛，提高患者的生活质量 ● 使患者更早地开展康复训练

● 提高患者对手术质量的整体评价 ● 降低术后并发症

◆ 围手术期镇痛的原则：

● 重视健康宣教 ● 选择合理评估 ● 注重个体化镇痛

● 尽早治疗疼痛：疼痛一旦变成慢性，治疗更加困难，因此，早期治疗疼痛十分必要。对于术后疼痛的治疗，提前超前镇痛，即在伤害性刺激发生前给予镇痛治疗。

● 提倡多模式镇痛：联合应用作用机制不同的药物，发挥镇痛的协同或相加作用，降低单一用药的剂量和不良反应，同时可以提高对药物的耐受性，加快起效时间和延长镇痛时间。

◆ 围手术期镇痛的意义：

● 缓解患者的紧张情绪，从而降低围手术期心血管系统并发症的发生率。

● 使患者敢于深呼吸和咳嗽，从而降低肺不张、肺感染的发生率。

● 鼓励患者早期下床活动，从而降低下肢血栓的发生率，并有利于肠道恢复通气。

● 可以增强患者免疫力、改善睡眠、促进机体的恢复。

更少疼痛 带来更多满意

深圳平乐骨伤科医院
Shenshen pingle orthopaedic hospital

病区疼痛宣教板一

镇痛的新理念

目前，本科室在镇痛治疗中采用按时给药和按需给药相结合的模式。按时给药，即按照固定的时间间隔给药，为镇痛治疗中的基础用药模式；按需给药，即在患者有疼痛主诉时给予的镇痛处理。两种模式结合使用，共同达到镇痛的最佳效果。

在您整个住院期间，全体医护人员将更加关注您的疼痛症状，根据规范化的疼痛管理流程、完善的疼痛评估体系，为您制定个体化的镇痛方案，尽量将疼痛控制在微痛，甚至"无痛"（无痛是一个理想的概念，即疼痛最小化）的范围，使您安全、顺利、平稳、舒适地度过围手期，获得最满意的手术效果。

目前的疼痛治疗方案是联合应用药物治疗（根据患者的疼痛程度按照三阶梯镇痛模式给药）、物理治疗（如冰敷、改变体位、抬高患肢等）、心理支持等方法相结合使用，共同将疼痛降低到最小化。

更少疼痛 带来更多满意

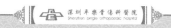

病区疼痛宣教板二

疼痛知识早知道

疼痛是组织损伤或潜在组织损伤所引起的不愉快感觉和情感体验。国际上，疼痛已成为继体温、脉搏、呼吸、血压之后的第五生命体征。有人认为"手术后疼痛是正常的、不可避免"、"病人应忍耐疼痛，不要抱怨"、"只有重度疼痛才需要处理"……这些观念及根据这些观念制定的方案已经明显落伍。

◆ 疼痛所带来的危害

术后疼痛是机体受到手术刺激(组织损伤)后的一种反应，包括生理、病理心理和行为上的一系列反应：

1、术后疼痛控制不佳是发展为慢性疼痛的危险因素之一；2、因疼痛不敢活动可致肢体僵硬、萎缩；3、可引起心率增快、血压升高等；4、无法或不敢有力地咳嗽，无法清除呼吸道分泌物，导致肺部并发症；5、导致胃肠蠕动的减少和胃肠功能恢复延迟；6、长期卧床、活动减少以及大剂量中枢镇痛药物的应用，可能使尿道及膀胱运动力减弱，引起尿潴留；7、造成肌肉张力增加，肌肉痉挛、限制机体活动并致使深静脉血栓的形成；8、可致失眠、焦虑、恐惧、无助、忧郁、不满、过度敏感、挫折、沮丧。

◆ 为了达到更好的疼痛治疗效果，患者应当如何配合医护人员？

1、向医护人员说明希望了解疼痛和疼痛管理知识；2、向医护人员详细交谈疼痛方法；3、当确定疼痛管理计划时，配合医护人员；4、出现疼痛时，及时通报；5、协助医护人员评估疼痛情况；6、疼痛不缓解时向医护人员报告；7、同医护人员交谈对镇痛药的顾虑。

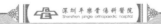

病区疼痛宣教板三

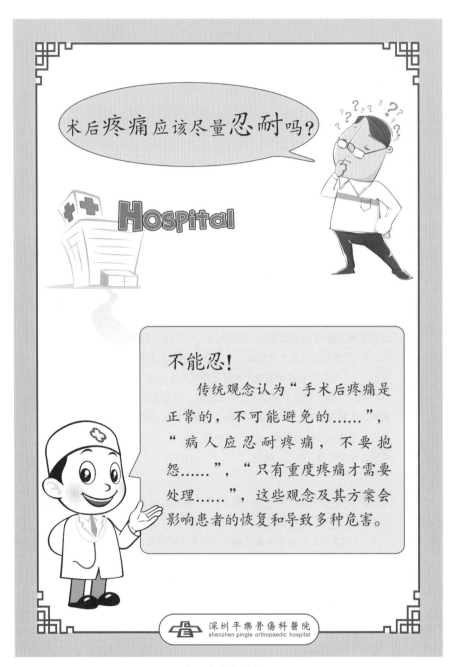

病区疼痛宣教板四

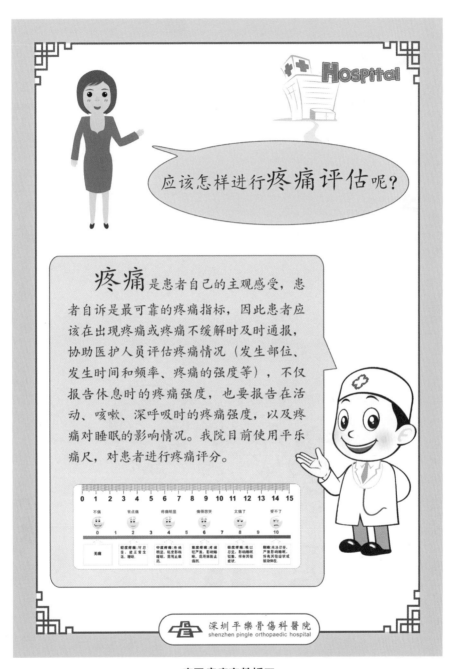

病区疼痛宣教板五

康复期为什么要镇痛？

1、减轻术后疼痛，提高患者的生活质量

2、提高患者对手术质量的整体评价

3、使患者更早地开展康复训练

4、降低术后并发症

5、提高康复疗效

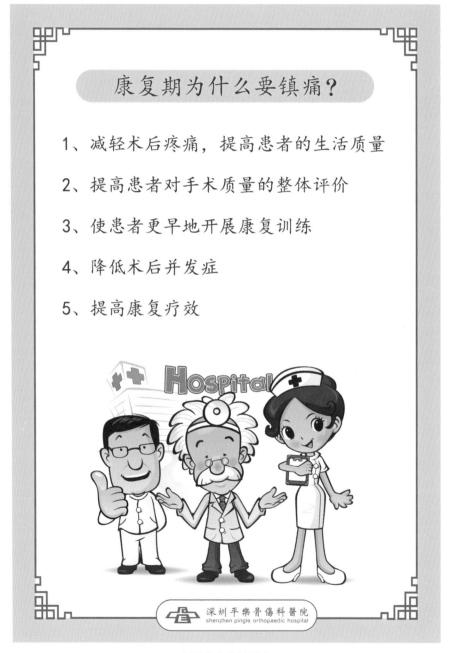

深圳平樂骨傷科醫院
shenzhen pingle orthopaedic hospital

病区疼痛宣教板六

参考文献

[1] 王冰.黄帝内经 [M].北京：中医古籍出版社，2003.

[2] 韦以宗.中国骨科技术史 [M].上海：上海科学技术文献出版社，1982.

[3] 薛己.正体类要 [M].北京：人民卫生出版社，2006.

[4] 巢元方.诸病源候论 [M].北京：人民卫生出版社，1984.

[5] 蔺道人.仙授理伤续断秘方 [M].北京：人民卫生出版社，2006.

[6] 李时珍.本草纲目 [M].北京：人民卫生出版社，2006.

[7] 吴谦.医宗金鉴 [M].北京：中国医药科技出版社，2011.

[8] 郭春园.平乐郭氏正骨法 [M].河北：河北人民出版社，1959.

[9] 郭春园.世医正骨从新 [M].北京：首都经济贸易大学出版社，2001.

[10] 王和鸣.中医骨伤科学 [M].北京：中国中医药出版社，2007.

[11] 韦贵康.中医筋伤学 [M].上海：上海科学技术出版社，1997.

[12] 路志正.痹病论治学 [M].北京：人民卫生出版社，1989.

[13] 周波兰，李郑林，黄东红.深圳平乐骨伤专家李郑林临床用药经验 [J].中国中医骨伤科杂志，2013，（3）：66-67.

[14] 韩芳苗，张文杰，李郑林.红外热成像技术对平乐推按法治疗腰臀肌筋膜炎临床疗效的评价观察 [J].按摩与康复医学，2017，15.

[15] 陈汴生，尚鸿生，黄梅.平乐推按法 [M].北京：人民卫生出版社，2012.

[16] 曲元，刘秀芬.疼痛治疗与麻醉治疗 [M].北京：人民军医 出版社，2010.

[17] 中华医学会麻醉学分.中国麻醉学指南与专家共识 [M].北 京：人民军医出版社，2014.

[18] 中华医学会骨科学分会.骨科常见疼痛的处理专家建议 [J]. 中华骨科杂志，2008，28（1）：78-81.

[19] 美国麻醉医师学会（ASA）.围手术期急性疼痛管理指南 [J]. Anesthesiology. 2012，116（2）：248-73.

[20] 陈亚慧.JCI 指导疼痛管理 [J]. 中国医院院长，2011（20）；35.

[21] 高小雁，彭贵凌.积水潭骨科疼痛管理 [M].北京：北京大 学医学出版社，2014.

[22] 夏小凤.骨科疼痛的中西医结合护理体会 [J].湖南中医杂志，2013，29（11）：99-100.

[23] 董丹辉，朱琳.中医综合护理疗法在骨科术后患者中的运用 [J]. 长春中医药大学学报，2016，32（4）：808-810.

[24] 孙搏，林英，张晶璟，非甾体抗炎药在骨科手术超前镇痛中 的临床应用研究 [J]. 现代生物医学进展，2016，16（14）：2655-2659.

[25] 彭慧明，唐杞衡，钱文伟，等.膝关节周围注射镇痛在全膝 关节置换术后多模式镇痛方案中的作用 [J]. 中华骨科杂志，2016，36（7）：406-412.

[26] 黄天雯，陈晓玲，谭运娟，等.疼痛护理质量指标的建立及在 骨科病房的应用 [J].中华护理杂志，2015，50（2）：148-151.

[27] 周建芳.无痛病房管理模式在骨科疼痛护理中的合理运用 [J].中西医结合护理（中英文），2015，1（1）：60-61.

[28] 邱红艳，中医护理技术对减少骨科术后疼痛的效果观察 [J]. 中西医结合护理杂志，2016，2（4）：120.

[29] 龚乐琴，郑晓静，品管圈活动在减轻闭合性骨折初期局部肿痛价值分析 [J]. 中国医学创新杂志，2016，13（14）：114-117.

图书在版编目（CIP）数据

中西医结合骨伤科疼痛管理 / 李郑林，尚鸿生主编. --北京：华夏出版社， 2017.10

ISBN 978-7-5080-9274-4

Ⅰ．①中… Ⅱ．①李… ②尚… Ⅲ．①骨损伤－中西医结合疗法 Ⅳ．①R683.05

中国版本图书馆 CIP 数据核字(2017)第 217658 号

中西医结合骨伤科疼痛管理

主　　编	李郑林　尚鸿生
责任编辑	梁学超
出版发行	华夏出版社
经　　销	新华书店
印　　刷	三河市少明印务有限公司
装　　订	三河市少明印务有限公司
版　　次	2017 年 10 月北京第 1 版
	2017 年 10 月北京第 1 次印刷
开　　本	710×1000　1/16 开
印　　张	10
字　　数	122 千字
定　　价	59.00 元

华夏出版社　地址：北京市东直门外香河园北里 4 号　邮编：100028
网址：www.hxph.com.cn　电话：（010）64663331（转）
若发现本版图书有印装质量问题，请与我社营销中心联系调换。